AF844347

Diegelmann

Therapie-Tools
Trauer

Online-Material auf psychotherapie.tools

Mit dem untenstehenden Freischalt-Code erhalten Sie die digitalen Arbeitsmaterialien aus diesem Buch. Hierfür ist eine Registrierung auf psychotherapie.tools notwendig:

1. psychotherapie.tools/online-material öffnen.
2. Freischalt-Code eingeben.
3. Auf »Freischalt-Code einlösen« klicken. Der Code ist einmal gültig.
4. Im Warenkorb auf »Credits einlösen« klicken und Vorgang nach Login abschließen.
5. Arbeitsmaterialien nutzen.

Die Arbeitsmaterialien stehen Ihnen in Ihrem Kundenkonto unter »Mein Material« dauerhaft zur Verfügung. Sie sind für Ihren persönlichen Gebrauch bestimmt.
Als Institution mit mehreren Nutzer:innen wenden Sie sich bitte an vertrieb-psychotherapie.tools@beltz.de

SN9H9N4NDJ

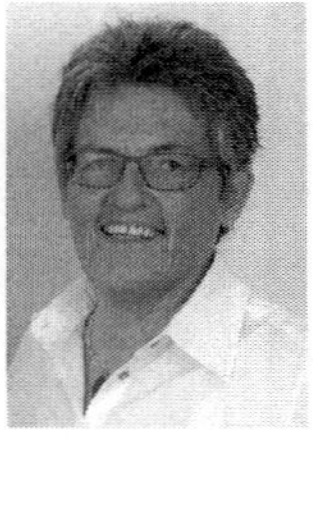

Christa Diegelmann, Dipl.-Psychologin, Psychologische Psychotherapeutin, niedergelassen in eigener Praxis. Supervisorin (VT, TP, Psychotraumatherapie, EMDR), Dozentin in der Fort- und Weiterbildung in den Bereichen Traumatherapie, Psychoonkologie, Resilienztraining. Leitung des ID Instituts für Innovative Gesundheitskonzepte in Kassel und Berlin. Fachliche Leitung Curriculum Psychoonkologie (DKG), Curriculum Psychotraumatherapie (DeGPT) und Curriculum Resilienztraining (DPA). Sie ist Autorin und Herausgeberin mehrerer Fachbücher.

Christa Diegelmann

Therapie-Tools Trauer

Mit Online-Material

BELTZ

Dipl.-Psych. Christa Diegelmann
ID Institut für Innovative Gesundheitskonzepte
Wilhelmshöher Allee 259
34131 Kassel / Bad Wilhelmshöhe
E-Mail: post@idinstitut.de

MIX
Papier | Fördert gute Waldnutzung
FSC® C089473

Dieses Buch ist erhältlich als:
ISBN 978-3-621-29101-9 Print
ISBN 978-3-621-29102-6 E-Book (PDF)

1. Auflage 2024

Verlagsgruppe Beltz
Werderstraße 10, 69469 Weinheim
service@beltz.de

Lektorat: Karin Ohms
Einbandgestaltung/Umschlaggestaltung: Lina-Marie Oberdorfer
Herstellung: Uta Euler
Satz: WMTP Wendt-Media Text-Processing GmbH, Birkenau
Gesamtherstellung: Beltz Grafische Betriebe, Bad Langensalza
Beltz Grafische Betriebe ist ein klimaneutrales Unternehmen (ID 15985-2104-1001).
Printed in Germany

Weitere Informationen zu unseren Autor:innen und Titeln finden Sie unter: www.beltz.de

Inhalt

Verzeichnis der Arbeits- und Informationsblätter

Vorwort

»Trauern ist der Preis, den wir zahlen,
wenn wir den Mut haben, andere zu lieben.«
Yalom & Yalom, 2021, S. 7

Der Verlust von Leben durch Krankheit oder aufgrund anderer Ereignisse mag vom Ergebnis her gleich scheinen, doch wie Menschen ihr Leben nach – oder besser mit – dem Tod von nahestehenden Menschen weiterleben und ihren Alltag meistern, ist interindividuell, aber auch intraindividuell im Zeitverlauf sehr verschieden.

Während meiner mittlerweile jahrzehntelangen Tätigkeit habe ich selbstverständlich auch privat persönliche Verluste und Krisen erlebt und spüre heute rückblickend, dass ich inzwischen eine wohltuende Perspektivenvielfalt entwickelt habe und ich mich resilienter erlebe. Als junge Psychotherapeutin fühlte ich mich bei dem Thema Trauer manchmal hilflos und habe mehr oder weniger intuitiv gehandelt. Im Verlauf meiner beruflichen Entwicklung als Psychotherapeutin, Supervisorin und Dozentin wurden mir ressourcen- und resilienzorientierte Sichtweisen durch meine Erfahrungen in den Bereichen Psychotraumatherapie und Psychoonkologie immer wichtiger. Das von mir entwickelte schulen- und methodenintegrative TRUST-Konzept bietet einen Rahmen für eigenes therapeutisches Vorgehen, auch bezogen auf das Thema Trauer. Besonders in der psychotherapeutischen Begleitung von Patient:innen und deren Angehörigen konnte ich lernen, wie vielseitig der Umgang mit dem Tod sein kann und welche individuellen Resilienzwege dabei entstehen können. Dafür bin ich dankbar. Zum Gelingen dieses Buches haben viele Situationen und Menschen beigetragen. Ausdrücklich bedanke ich mich bei meiner Kollegin und Partnerin Margarete Isermann für ihre kompetente und wohlwollende Unterstützung. Darüber hinaus richte ich meinen herzlichen Dank an Karin Ohms / Beltz Verlag für die wunderbare Zusammenarbeit.

Möge das Buch zu einem resilienzorientierten, kreativen Umgang mit Trauer ermutigen.

Berlin, im Frühjahr 2024 *Christa Diegelmann*

Einführung

Menschen haben auf der ganzen Welt immer wieder versucht, einen individuellen und gesellschaftlichen Umgang mit dem Thema Tod und Sterben zu finden und zu gestalten.

Zu allen Zeiten gab es Trauermodelle und Trauerkonzepte, die je nach Kontext und Disziplinen unterschiedliche Perspektiven für das Verständnis von Sterben und Tod entwickelt haben.

Die Themen Trauer, Sterben und Tod sind Gegenstand in vielen Disziplinen, wie den Geschichtswissenschaften, den Religionswissenschaften, der Philosophie, der Medizin, der Soziologie und der Psychologie, und sind umfassend untersucht und dokumentiert. Inzwischen wird dieses weite Themenfeld auch mit wesentlichen interdisziplinären Aspekten und Forschungsergebnissen für die psychotherapeutische Praxis behandelt (Rosner et al., 2015; Wagner, 2019; Wittwer, et al. 2020; Müller & Willmann, 2020; O'Connor, 2023; Duffy & Wild 2023).

Fünf Prinzipien zum Umgang mit Tod und Sterben. Der interdisziplinäre Blick speziell auf das Thema Trauer hat sich in den letzten beiden Jahrzehnten enorm verdichtet und beschleunigt. Eine international berufene Kommission mit Fachkräften, die im Gesundheitswesen tätig sind (*The Lancet Commission on the Value of Death*) hat aktuell fünf Prinzipien einer »realistischen Utopie« für eine Vision formuliert, wie der Umgang mit Tod und Sterben zukünftig sein könnte (Sallnow et al., 2022).

Die fünf Prinzipien sind:

(1) Die sozialen Determinanten von Tod, Sterben und Trauer werden miteinbezogen.
(2) Sterben wird als ein Prozess von Beziehung und Spiritualität verstanden und ist nicht einfach ein physiologisches Ereignis.
(3) »Care-Netzwerke« unterstützen Sterbende, Pflegende und Trauernde.
(4) Gespräche und Geschichten über den Alltag mit Tod, Sterben und Trauer werden allgegenwärtig.
(5) Der Tod ist als wertvoll anerkannt.

In diesen Therapie-Tools werden vor allem unterschiedliche Herangehensweisen im psychologischen und psychotherapeutischen Kontext für den Umgang mit Verlusten und Trauer vorgestellt. Viele Aspekte davon sind jedoch auch weit über diesen Kontext hinaus anwendbar.

Neben der Trauer von Angehörigen wird auch die Situation von Berufsgruppen berücksichtigt, die Menschen begleiten, die einen Verlust erlebt haben. Eine Besonderheit dieses Buches ist der explizit ressourcen- und resilienzorientierte Blick auf das Thema Trauer.

In Deutschland sterben jährlich etwas mehr als 1 Million Menschen. Man kann also davon ausgehen, dass jede und jeder kontinuierlich mit dem Thema Tod zu tun hat. Auch wenn Verluste durch Tod nur im beruflichen oder sozialen Umfeld miterlebt werden, hat dies ebenfalls Auswirkungen auf das psychische Erleben und erfordert individuelle Bewältigungsstrategien.

Trauer berührt immer den ganzen Menschen in vielen existenziellen Lebensbereichen. Eine außergewöhnliche Konfrontation mit Sterben und Tod gab es weltweit durch die Corona-Pandemie. Millionen von Menschen hatten Angst um ihr Leben und ihre Gesundheit und mussten miterleben, dass Menschen in ihrem sozialen Umfeld schwer erkrankten oder sogar starben. Die kontinuierliche Präsenz des Themas auch durch belastende Medienberichte triggerten diese Ängste zusätzlich. Für Psychotherapeut:innen, Ärzt:innen und alle im Gesundheitssystem tätigen Menschen, die ja selbst von dieser Pandemie betroffen waren, bedeutete diese Situation eine enorme Herausforderung. Das Thema Trauer und Tod rückte entsprechend auch in der Psychotherapie mehr in den Fokus. Diese Entwicklung setzt sich durch die täglich erschreckenden Medienberichte aus der Ukraine, Israel und dem Gaza-Streifen fort, wodurch ebenfalls alle Menschen ständig mit den Themen Trauer, Tod und Sterben konfrontiert werden. Der Verlust des Grundgefühls, in relativer Sicherheit leben zu können, ist eine allgegenwärtige Herausforderung.

Darüber hinaus gibt es für jeden Menschen im Verlauf des Lebens immer wieder existenzielle Entwicklungsaufgaben, die Auslöser für Trauer-Erleben und Anlass für Krisenbewältigung sein können. Daniel Schreiber charakterisiert die Notwendigkeit für den Umgang mit Verlusten sehr anschaulich: »Schließlich betrauern wir nicht nur die Verluste von Menschen, die uns viel bedeuteten. Wir trauern um alles, was einmal beeinflusst hat, wie wir uns selbst sehen und sehen wollen, worauf wir hoffen und wonach wir uns sehnen« (Schreiber, 2023, S. 14).

Nach jahrzehntelanger psychotherapeutischer Tätigkeit konnte ich für den Umgang mit Verlusten lernen:

- Besonders durch die Erfahrungen mit traumatisierten und an Krebs erkrankten Patient:innen habe ich die Kraft von Imaginationen, kreativen Interventionen und Metaphern schätzen gelernt und auch explizit in der Arbeit mit Trauernden genutzt.
- Affektregulationskompetenz ist erlernbar, kann zur Trauerbewältigung hilfreiche Impulse geben und auch den angstfreien Umgang mit dem eigenen Lebensende und dem Lebensende wichtiger Lebensbegleiter:innen unterstützen.
- Das Wunder des Lebens wird oft angesichts von Geburt und (nahendem) Tod besonders gespürt.
- Jeder Mensch hat eine eigene, kostbare Geschichte zu erzählen, die den Umgang mit Verlusten prägt.
- Gestaltete Trauer verliert an Bedrohlichkeit.
- Es gibt keinen »richtigen« oder »falschen« Weg der Trauerbewältigung. Das Erleben von Trauer und Trauern ist immer individuell.
- Es ist möglich, sich ein »Happy End« für das eigene Leben und auch für das Leben von bereits gestorbenen und zukünftig sterbenden Menschen vorzustellen.
- Auch resiliente Menschen können Trauerkomplikationen erleben, jedoch ist dies eher seltener der Fall und es kommt weniger zu langfristigen Blockaden der Trauerbewältigung.
- Wenn ein Verlust eines geliebten Menschen starke Trauergefühle hervorruft, kann das auch als Hinweis für die besondere Verbundenheit bewertet werden – und wenn wirklich etwas Wertvolles durch den Tod für mich erlebbar wird, dann kann das doch auch ein Anlass sein, sich mehr mit dem zu beschäftigen, was so besonders war, als damit, was sich durch den Tod alles verändert hat, was zunächst nur als extremer Verlust gespürt wird. Die starken Gefühle könnten auch ein Startpunkt für die Beschäftigung mit der »Schatzkiste von einzigartigen Beziehungsmomenten« werden.

Inhalt der Therapie-Tools

Die Vorstellungen und die psychologische Forschung zum Thema Trauer hat in den letzten 100 Jahren einen großen Wandel erfahren. Dieser wird im Kapitel 1 »Trauer – Konzepte und Modelle« mit einer subjektiv akzentuierten Zusammenstellung im Überblick dargestellt. Die aktuellen Forschungsergebnisse bestätigen die Notwendigkeit einer individuellen, nicht standardisierbaren Trauerbewältigung. Die Vorstellung eines universellen, phasenhaft verlaufenden und erstrebenswerten Trauer-Wegs ist überholt. Verluste und Krisen erschüttern die persönlichen Erfahrungs-Erlebenswege, die immer auch durch die Veränderungen der Welt und des persönlichen Alltags mitgeprägt sind. Daher sollte die Exploration von persönlichen Wegen der Trauerbewältigung im Kontext der individuellen Lebens- und Lerngeschichte zentral sein.

»People are experts on their own grief, their own life, their own relationships … Much of what psychotherapy does is to give people the opportunity, the courage, and the possibility to experience their emotions, their relationships, and their inner thoughts in a different way than they have before« (O'Connor, 2023, S. 215–216).

Fünf Konzepte bzw. Modelle werden im ersten Kapitel zunächst im Überblick vorgestellt:

(1) das Modifizierte Duale Prozessmodell der Trauerbewältigung (DPM-R-sys+)
(2) das Resilienz-Stressbewältigungs-Modell (RBS-Modell) Trauer
(3) das resilienzorientierte TRUST-Konzept für Trauer

(4) das von der traumafokussierten Kognitiven Verhaltenstherapie abgeleitete Modell zur Psychoedukation bei ATS
(5) das Akzeptanz- und Commitmenttherapie (ACT)-Hexaflex für Trauer

Diese Konzepte sollen eine erste Orientierung bei der Auswahl gezielter Interventionen für die Psychotherapie, die Beratung und auch für andere Settings geben. Allen Konzepten gemeinsam ist ein ressourcen- und resilienzorientierter Blick auf das Thema Trauer. Eine Besonderheit ist dabei auch der Fokus auf traumaspezifische und neurobiologische Konzepte.

In Kapitel 2 »Diagnostik, Krise, Risiko- und Schutzfaktoren bei Trauer« geht es zunächst um die Diagnostik pathologischer Trauerreaktionen, speziell um die neu in die Klassifikationssysteme ICD-11 und DSM-5 aufgenommene Diagnose einer Anhaltenden Trauerstörung (ATS), auch im Unterschied zu anderen belastungsbezogenen Störungen. Dadurch können aktuelle und zukünftige Studien vergleichbare Ergebnisse zu den Prävalenzraten von ATS und anderen Störungsbildern abbilden, denn die Forschung zu pathologischen Trauerreaktionen war in der Vergangenheit durch sehr unterschiedliche Begrifflichkeiten und Definitionen geprägt.

Weiterhin werden Schutz- und Risikofaktoren behandelt, die besonders bei plötzlichen und traumatischen Todesfällen einen Einfluss auf eine mehr oder weniger erfolgreiche Krisenbewältigung und die Entwicklung pathologischer Trauerreaktionen haben können. Für den Umgang mit solchen plötzlichen Todesfällen werden hilfreiche und weniger hilfreiche Verhaltensweisen zur Orientierung gegenübergestellt.

AB 2 »TRUST-Resilienz-Fragebogen Trauer (TRUST RF-15 T)« soll die Aufmerksamkeit auch auf resilienzfördernde Verhaltensweisen und Einstellungen lenken, die bei der Trauerbewältigung hilfreich sein können.

In Kapitel 3 »Resilienzorientierte Wege zum Umgang mit Trauer« wird dann näher auf das Thema Resilienz eingegangen. Es wird ein breites Spektrum resilienzorientierter Wege zum Umgang mit Trauer vorgestellt. Informations- und Arbeitsblätter beziehen sich auf hilfreiche Resilienzstrategien im Alltag, auf die Bewältigung uneindeutiger Verluste durch Förderung der Ambiguitätstoleranz oder auf die Aktualisierung früherer Verlusterfahrungen für die aktuelle Bewältigung. Weiterhin werden verlustorientierte und wiederherstellungsorientierte Elemente der Trauerbewältigung gegenübergestellt, um das Bewusstsein für einen eher oszillierenden Verlauf des Trauerprozesses gemäß des DPM zu stärken. Zudem werden verschiedene Impulse gegeben, die eine Unterstützung im Trauerprozess initiieren können durch Checklisten, Rituale, imaginative und kreative Interventionen. Der Fokus auf Dankbarkeit im Umgang mit Verlusten soll die Resilienz stärken, die Bewältigung von Verlusterfahrungen unterstützen und auch Prozesse von posttraumatischem Wachstum anregen.

Einen besonderen Stellenwert haben konkrete Resilienz-Impulse, die sich an den von der *American Psychological Association* (APA) postulierten zehn Resilienz-Wegen orientieren. Einige der auf der Grundlage des TRUST-Konzepts entwickelten Interventionen wie **AB 2** »TRUST-Resilienz-Fragebogen Trauer (TRUST RF-15 T)« zur Stärkung der Selbstwirksamkeit und **INFO 17** »Das KRISEN-ABC Trauer« bilden einen weiteren Schwerpunkt. Schließlich werden anhand der sechs Kernprozesse der Akzeptanz- und Commitmenttherapie (ACT) Anregungen zur konkreten Unterstützung der psychischen Flexibilität im Umgang mit Trauer vorgestellt.

In Kapitel 4 »Traumafokussierte Interventionen bei Trauer« wird speziell auf traumaspezifische Interventionen bei Trauer eingegangen. In der Folge traumatischer Todesumstände ist das Risiko, eine Anhaltende Trauerstörung zu entwickeln, um ein Vielfaches erhöht. Traumatische oder besonders belastende Erlebnisse im Zusammenhang mit dem Tod eines nahestehenden Menschen können den Trauerprozess blockieren und eine Integration verhindern. Deshalb sind in solchen Fällen spezifische, an die jeweilige Situation angepasste Interventionen erforderlich, auch wenn es sich nicht um eine Anhaltende Trauerstörung handelt. Die Interventionen orientieren sich an bewährten traumatherapeutischen Ansätzen wie der Traumafokussierten Kognitiven Verhaltenstherapie (TF-KVT), dem Eye Movement Desensitization and Reprocessing (EMDR), der Imagery Rescripting and Reprocessing

Therapy (IRRT) sowie CIPBS (Conflict Imagination, Painting and Bilateral Stimulation). Es geht dabei darum, die Trauernden darin zu unterstützen, ein Update des Trauer- und Traumagedächtnisses zu erreichen. Dazu gehört auch eine Sensibilisierung für trauer- und traumabezogene Trigger. Mit traumatischen Verlusten sind häufig würdebedrohende Erfahrungen verbunden, auf die explizit eingegangen wird.

Nach erfolgreicher Integration können dann Themen in den Vordergrund treten, die das Weiterleben mit dem Verlust unterstützen und die neuronalen Netzwerke wieder anreichern können.

In Kapitel 5 »Resilienzorientierte Burn-out-Prophylaxe und Trauer« wird das Thema Burn-out bei Therapeut:innen betrachtet und es wird dazu ermutigt, die eigene Resilienz im beruflichen Alltag mit im Blick zu haben. Die professionelle Unterstützung von trauernden Menschen erfordert eine wertschätzende Sicht auf eigene Prozesse des Umgangs mit Verlusten und Trauer. Viele der im Buch vorgestellten Wege können auch selbst für eine achtsame Selbstfürsorge im Beruf genutzt werden. Jede Begegnung, auch in der beruflichen Rolle, mit Trauernden ist eine Chance zum Lernen, was wirklich wichtig ist im eigenen Leben. Das Kapitel endet mit einem Ressourcenblick auf bisherige Begegnungen, Erfahrungen und Werte im Leben, die die eigene Professionalität geprägt und gefördert haben.

Hinweise zur Nutzung der Materialien

Diese Materialsammlung enthält in jedem Kapitel verschiedene Arbeitsblätter mit einer Fülle von Anregungen, Impulsen oder Übungen. Zu den jeweiligen Arbeitsblättern werden in den Einleitungen der jeweiligen Kapitel Erklärungen u. a. auch zur Anwendung gegeben. Es gibt:

- Arbeitsblätter, die Interventionstechniken erklären und Handlungsanweisungen für Therapeut:innen geben
- Arbeitsblätter, die Therapeut:innen mit Patient:innen gemeinsam bearbeiten können
- Arbeitsblätter zur Vermittlung bestimmter Themen (z. B. Psychoedukation)
- Arbeitsblätter zur Durchführung bestimmter Therapieinterventionen

In der Therapie können die Arbeitsblätter flexibel, kreativ und individuell verwendet werden. Zur besseren Orientierung sind die Arbeitsblätter mit verschiedenen Icons gekennzeichnet:

T **Therapeut:in:** Dieses Icon kennzeichnet Arbeits- und Informationsblätter, die nur für Therapeut:innen gedacht sind.

P **Patient:in:** Mit diesem Icon ausgehändigte Arbeits- oder Informationsblätter werden Patient:innen zur Bearbeitung ausgehändigt.

Wie sag ich's? Dieses Icon kennzeichnet Beispiele in wörtlicher Rede als Beispielformulierungen für Therapeut:innen.

1 Trauer – Konzepte und Modelle

In den vergangenen 100 Jahren hat in allen Lebensbereichen eine Spezialisierung und Professionalisierung durch umfassende technische Fortschritte stattgefunden. Dies hat Konsequenzen für viele Bereiche des Gesundheitswesens mit sich gebracht und auch in Medizin und Psychotherapie bezogen auf Trauerverhalten zu einer Änderung der Behandlungsqualität geführt. Das Motto »High Tech – low Touch« beschreibt diesen Trend in wenigen Worten (Wittkowski, 2020, S. 63). Darüber hinaus haben Globalisierung einerseits und Individualisierung andererseits vor allem in den westlichen Industriestaaten zu neuen Herausforderungen und Chancen im Alltag geführt. Dabei rückt die transkulturelle Trauerforschung jedoch erst neuerdings in den Fokus (Hilberdink et al., 2023).

Spurensuche Trauer
Mit einem eher subjektiven Jahrhundertblick auf Trauerverhalten und Trauermodelle sollen einige bedeutsame Entwicklungen und deren Auswirkungen für die Bereiche Psychologie und Psychotherapie beleuchtet werden.

1920er-Jahre
In den 1920er-Jahren erlebt die Gesellschaft eine kulturelle Umwälzung, beeinflusst von wirtschaftlichen Unsicherheiten und den Auswirkungen des Ersten Weltkrieges. Traumatische Kriegserlebnisse einerseits und Freuds Psychoanalyse andererseits beeinflussen das Verständnis von Psyche. Sein Werk *Die Traumdeutung* von 1899 gilt als Meilenstein für die Entwicklung der Psychoanalyse und als Impulsgeber für die Psychologieforschung. Kunst, Literatur und Musik reflektierten häufig die Suche nach Sinn und Identität. Sigmund Freud (1915) führt den Begriff »Trauerarbeit« ein und interpretiert Trauer aus psychoanalytischer Sicht als einen Prozess, in dem Menschen den Verlust eines geliebten Objekts akzeptieren und verarbeiten. Wichtiges Ziel dabei ist letztlich die Loslösung, das Abziehen der emotionalen Energie von dem geliebten Objekt, um sich wieder neuen Bindungen zuwenden zu können. Er betont, dass Trauer eine natürliche Reaktion auf Verlusterfahrungen ist und dass die Bewältigung dieser Emotionen ein entscheidender Beitrag für die psychische Gesundheit darstellt.

1930er-Jahre
In den 1930er-Jahren ist die Welt von sozialen und politischen Unruhen und Veränderungen geprägt. Der Zweite Weltkrieg beginnt 1939 und bringt in den darauffolgenden Jahren enormes Leid und unzählige Verlusterfahrungen mit sich. Individuelle Verluste, aber auch kollektive Traumata belasten die Menschen enorm.

1940er-Jahre
In den 1940er-Jahren betonen Psycholog:innen eher die individuelle Bedeutung der Trauer. Es wird thematisiert, wie Menschen unterschiedlich darauf reagieren. Erich Lindemann (1944) entwickelt das Modell der Trauerphasen zum Verständnis von Trauerreaktionen.

1946: Viktor E. Frankl: *Trotzdem Ja zum Leben sagen. Ein Psychologe erlebt das Konzentrationslager.* In diesem Buch beschreibt der österreichische Psychiater auf der Grundlage seiner Erfahrungen im Konzentrationslager, einschließlich der Ermordung seiner Familie, wie bedeutsam die eigene Sinnfindung ist. Er postuliert, dass wir das Leiden nicht vermeiden können, aber wählen können, wie wir damit umgehen, einen Sinn darin finden und mit neuen Zielen weiterleben können.

1950er-Jahre

Die 1950er-Jahre werden von Vorstellungen über »richtiges« Trauern bestimmt. Die Gesellschaft ist geprägt von traditionellen Werten, die auch Erwartungen an das Trauerverhalten mit sich bringen. Der Umgang mit Trauer ist weniger offen, eher zurückhaltend und meist beschränkt auf private Herangehensweisen und bezogen auf enge soziale Kreise. Zur Trauer gehört schwarze Kleidung und formelle Rituale versprechen Trost.

1960er-Jahre

Die Thanatopsychologie befasst sich mit den Konsequenzen, die Sterben und Tod als imaginatives oder reales Ereignis auf das Verhalten und Erleben von Menschen haben. Sie nutzt Methoden, Konzepte und Erkenntnisse aus allen Gebieten der Psychologie, insbesondere aber aus der *Persönlichkeitspsychologie*, der *Entwicklungspsychologie*, der *Sozialpsychologie*, der *Klinischen Psychologie* und der *Gesundheitspsychologie*. Seit Ende der 1960er- / Anfang der 1970er-Jahre hat die Thanatopsychologie besonders in den USA die Grundlagenforschung vorangetrieben. Im deutschsprachigen Raum gibt es kaum Forschung unter diesem Label.

1969: Elisabeth Kübler-Ross beschreibt fünf Phasen der Trauer im Sterbeprozess. Elisabeth Kübler-Ross hat insbesondere durch Interviews mit Sterbenden ein Phasenmodell der Trauer formuliert, das viel Beachtung gefunden hat. Allerdings gibt es auch Kritik an dem eher deterministischen Phasenmodell, u. a. weil ein phasenhafter Verlauf letztlich nicht empirisch belegt werden konnte. Außerdem weckt es Vorstellungen von »richtigem« und »falschem« Trauern. Die Phasen sind im Einzelnen:
(1) Nicht-Wahrhaben-Wollen – Hoffnung auf Irrtum
(2) Zorn – Frage nach dem Warum
(3) Verhandeln – Wunsch nach Aufschub des Sterbens
(4) Depression – Trauer um nicht gelebtes Leben
(5) Akzeptanz / Zustimmung – Rückzug / Loslassen

1970er- / 1980er-Jahre

1977 / 1983: John Bowlby: Bindungsperspektive und Phasen der Trauerbewältigung und Depression. Nach der von John Bowlby entwickelten Bindungstheorie lösen Verluste von nahen Bindungen starke Phasen des Trauerns aus. Nach Schock, Protest, Verzweiflung folgt die Phase der Anpassung an den Verlust. Wesentliche Komponenten der Trauerbewältigung sind dabei:

- kognitives Akzeptieren des Verlusts
- emotionales Akzeptieren des Verlusts
- Identitätsveränderung

1982: Verena Kast: Vier Phasen der Trauer, die prozesshaft verlaufen. »Die Trauer ist die Emotion, durch die wir Abschied nehmen, Probleme der zerbrochenen Beziehung aufarbeiten und soviel als möglich von der Beziehung und von den Eigenheiten des Partners integrieren können, sodass wir mit neuem Selbst- und Weltverständnis weiterzuleben vermögen« (Kast, 1982, S. 7). Kast beschreibt vier Phasen der Trauer, die prozesshaft verlaufen:

- 1. Phase: Nicht-Wahrhaben-Wollen
- 2. Phase: Aufbrechende Emotionen
- 3. Phase: Suchen und sich trennen
- 4. Phase: Neuer Selbst- und Weltbezug

Charakteristisch in ihrem Modell ist dabei, dass es keinen linearen Verlauf gibt, sondern dass die Phasen auch im Verarbeitungsprozess mehrfach durchlaufen werden.

1980er-/2000er-Jahre: Die sog. dritte Welle der verhaltensorientierten Therapieansätze
Die sog. »dritte Welle« der verhaltenstherapeutischen Vorgehensweisen folgt der behavioralen Phase (Wolpe) und der kognitiv-behavioralen Phase (Beck und Ellis). Dazu zählen therapeutische Ansätze, die zusätzlich einen besonderen Fokus auf Akzeptanz, Achtsamkeit und Mitgefühl legen, z. B. Dialektisch-Behaviorale Therapie (DBT), Akzeptanz- und Commitmenttherapie (ACT) oder Achtsamkeitsorientierte Kognitive Therapie (MBCT) oder auch die Schematherapie von Jeffrey E. Young. Diese neueren Ansätze geben wichtige Impulse auch für die Arbeit mit Trauernden.

2000: Anke Ehlers und David M Clark: A cognitive model of posttraumatic stress disorder. Das Modell hat großen Einfluss auf die Traumatherapie, gibt aber auch bis heute wichtige Impulse für Trauerinterventionen.

2004: Facebook erobert die Welt. Die Welt der Social Media beeinflusst zunehmend unsere Alltagswelten und damit auch unmittelbar den Umgang mit dem Thema Trauer. »In Deutschland stirbt alle drei Minuten ein Facebook-Nutzer. Das macht 375.000 Profilleichen jährlich. Aus einer Oxford-Studie geht hervor, dass es bis 2070 mehr tote als lebende Facebook-Nutzer geben wird« (Gneuß, 2020). Die Anzahl der weltweit aktiven Facebook-Nutzer:innen ist auch im vierten Quartal 2023 erneut gestiegen und belief sich auf über drei Milliarden (Statista, 2023a).

Inzwischen gibt es unzählige Informationen und Kontakterfahrungen über Social-Media-Angebote: Foren zum Thema Trauer, Informationen zu Bestattungsformen, Kontakte zu Selbsthilfegruppen, Apps für Trauernde, digitale Kondolenzbücher, Kindertrauerbegleiter:innen, Trauerberatung, inzwischen ist es sogar möglich, sich ein eigenes Online-Grab zu reservieren, und vieles, vieles mehr.

2007: Christa Diegelmann: Trauma und Krise bewältigen. Psychotherapie mit TRUST. Inspiriert von der Traumatherapie fokussiert das therapeutische Vorgehen explizit auf Ressourcen und thematisiert aus neurobiologischer Perspektive, wie bedeutsam eine resilienzorientierte Herangehensweise, besonders in Krisensituationen, für die therapeutische Begleitung von lebensbedrohlich erkrankten Menschen und allgemein für den Umgang mit Verlusterfahrungen ist.

2008: George A. Bonanno: Resilienz und Trauer. Seine Forschung zu Resilienz, Trauma und Verlusterfahrungen zeigt, dass die meisten Menschen die Fähigkeit haben, sich an herausfordernde Lebenssituationen anzupassen und sogar gestärkt daraus hervorgehen können.

2008: Irvin D. Yalom veranschaulicht in dem Buch *In die Sonne schauen. Wie man die Angst vor dem Tod überwindet* in sehr persönlicher Weise seine Erfahrungen mit Endlichkeit und Tod, die weit über seine Tätigkeit als Psychoanalytiker hinausgehen. Es ist ein Plädoyer für ein bewusstes Leben und findet weltweite Verbreitung.

2009: Holly G. Prigerson et al.: Diagnostische Kriterien der Komplizierten Trauer. In den zurückliegenden Jahrzehnten haben verschiedene Arbeitsgruppen die Diagnostik und Differenzialdiagnostik von Trauerreaktionen in wissenschaftlichen Studien untersucht. 2009 wurden erstmals die Ansätze der beiden Forschungsgruppen (Horowitz et al., 1997; Prigerson et al., 1995) in einem diagnostischen Kriterienkatalog zusammengefasst, was eine Grundlage für die diagnostischen Kriterien der neuen Versionen DSM-5 und ICD-11 ermöglichte.

1999/2010: Margaret Stroebe und Henk Schut: Das Duale Prozessmodell der Bewältigung von Verlusterfahrungen (DPM). Das von Stroebe und Schut entwickelte DPM differenziert zwischen verlustbezogenen- und wiederherstellungsbezogenen Aufgaben der Trauerbewältigung. Der Alltag ist geprägt vom Oszillieren (Schwingen, Pendeln) zwischen diesen beiden Dimensionen.

2010er-Jahre

2012: Daniel J. Siegel entwickelt als Neuropsychiater mit Kolleg:innen die Interpersonelle Neurobiologie. In dem Buch *The developing mind* beschreibt er auf der Grundlage neurobiologischer und traumatherapeutischer Prozesse u. a. die Prinzipien einer achtsamen Kommunikation mit sich selbst und nahestehenden Menschen als Voraussetzung für ein sog. »Window of Tolerance« – einem emotionalen Toleranzfenster, was zu mehr Reaktionsflexibilität auch für den Umgang mit Verlusten beitragen kann. »Grief allows you to let go of something you've lost only when you begin to accept what you now have in its place« (Siegel, 2010, S. 6).

2013: Birgit Wagner: Komplizierte Trauer. Grundlagen, Diagnostik und Therapie. In dem gleichnamigen Buch werden sowohl Erkenntnisse der Trauerforschung als auch konkrete trauerspezifische Interventionen vorgestellt. Das Buch stellt einen Transfer von wissenschaftlichen Erkenntnissen der Trauerforschung für die psychotherapeutische Arbeit vor.

2015: Stroebe und Schut: Erweiterung des DPM um die Familienperspektive (DPM-R). Zusätzlich zur individuellen Ebene der verlustbezogenen- und wiederherstellungsbezogenen Anforderungen der Trauerbewältigung kommt die Perspektive auf die Familie und das nähere soziale Umfeld in dem Modell hinzu.

2015: Rita Rosner et al. Anhaltende Trauerstörung – Manuale für die Einzel- und Gruppentherapie. In diesem Buch wird einerseits der damalige Forschungsstand zur Anhaltenden Trauerstörung (ATS) beschrieben und ein integratives, kognitiv-verhaltenstherapeutisches Programm für die Einzel- und Gruppentherapie vorgestellt. Beide Manuale wurden erfolgreich evaluiert und erweisen sich als hochwirksam in der Behandlung der ATS. Konkrete Arbeitsblätter veranschaulichen sowohl das einzeltherapeutische Vorgehen als auch das gruppentherapeutische Programm.

2020er-Jahre

2022: Ab 01.01.2022 ersetzt das von der Weltgesundheitsorganisation WHO herausgegebene ICD-11-Diagnosesystem das bisherige ICD-10. Besondere Neuerung: Es wurde eine Kategorie für trauma- und belastungsbezogene Diagnosen eingeführt. Diese beinhaltet die klassische PTBS, die Anpassungsstörung und erstmals die anhaltende Trauerstörung und die Komplexe Posttraumatische Belastungsstörung.

2022: Heidi Müller, Susanne Kiepke-Ziemes und Urs Münch: Erweiterung des DPM-R mit systemischem Blick. Die Bedeutung gesellschaftlicher Rahmenbedingungen wird explizit betont, es werden Personen der zweiten Reihe (Gruppe der Zuschauer:innen und Zeug:innen, die nicht unmittelbar von dem Verlust betroffen sind, z. B. soziales Umfeld, Hausärzt:innen, Kolleg:innen) als Einflussvariablen für individuelle Trauerbewältigungsprozesse beschrieben.

Die Beachtung der Kulturperspektive, der Einfluss von Sitten, Normen und Gebräuchen auf die individuellen Trauererfahrungen wird betont.

2022: Mary-Frances O'Connor: Neurobiologische Perspektive auf das Erleben und die Bewältigung von Verlusterfahrungen. *The grieving Brain – The surprising Science of how we learn from Love and Loss.* In diesem Buch beschreibt die Neurowissenschaftlerin und Psychologin Mary-Frances O'Connor in anschaulicher Weise, welchen Einfluss das Gehirn auf die emotionale Verarbeitung von Verlusterfahrungen nimmt und umgekehrt wie Trauer das Gehirn verändert. Trauern ist demnach eine Form von Lernen, um die Verlusterfahrung durch Anpassungserfahrungen in den Alltag zu integrieren.

2024: Chancen und Grenzen einer ressourcen- und resilienzorientierten Trauerbewältigung. Die Psychotherapieforschung zeigt zunehmend differenzierte Empfehlungen zur Bewältigung von Trauer auf. Internetbasierte Interventionen für die komplizierte Trauer können ambulante Psychotherapieangebote ergänzen. Psychotherapeutische Trauerinterventionen zeigen besonders gute Behandlungseffekte bei Trauernden, die hochbelastet sind oder an einer Anhaltenden Trauerstörung leiden. Die meisten

Menschen durchlaufen jedoch einen normalen Trauerprozess, der keine spezifischen Trauerinterventionen erfordert.

Die ressourcen- und resilienzorientierte Trauerbewältigung betont die Stärken und Fähigkeiten einer Person und des psychosozialen Umfelds. Ziel ist es zu lernen, mit dem Verlust und der Trauer so umzugehen, dass die Trauererfahrung in das autobiografische Gedächtnis integriert werden kann und ein erfülltes Leben möglich wird.

Beispiel

Chancen
- Fokus auf Stärken: Individuelle Ressourcen unterstützen, so kann allgemein das Selbstvertrauen auch im Umgang mit Verlusterfahrungen gestärkt werden.
- Empowerment: Menschen werden ermutigt, ihre eigenen Lösungen zu finden, was ein Gefühl der Kontrolle und Selbstwirksamkeit fördern kann.
- Langfristige Anpassung: Ressourcenorientierte Ansätze haben das Potenzial, die psychische Widerstandsfähigkeit zu fördern, bis hin zu der Entwicklung von posttraumatischem Wachstum.

Grenzen
- Individuelle Unterschiede: Nicht alle Menschen verfügen über genügend Ressourcen oder haben noch andere Belastungsmomente, z. B. Armut, Krieg oder Migration.
- Kulturelle Unterschiede: Die Betonung individueller Ressourcen kann in kulturellen Kontexten, die kollektive Bewältigungsstrategien bevorzugen, weniger wirksam sein.
- Anhaltende Trauer: Für bestimmte Personen ist eine professionelle Unterstützung im Trauerprozess erforderlich, die auch traumafokussierende Interventionen beinhaltet.

Es ist wichtig zu beachten, dass die individuellen Trauerreaktionen stark von der Persönlichkeit, den Umständen und der Unterstützung des sozialen Umfelds der Betroffenen beeinflusst werden. Der bio-psycho-soziale Blick auf Trauer ist zu berücksichtigen. Darüber hinaus ist mehr transkulturelle Forschung zur ATS erforderlich (Hilberdink et al., 2023).

2030 Blick in die Zukunft: Frage an ChatGPT: Welche Trauermodelle werden in Zukunft, z. B. 2030 für Menschen wichtig sein?

> »Es ist schwer genau vorherzusagen, welche Trauermodelle in der Zukunft vorherrschen werden. Die Art und Weise, wie Menschen mit Trauer umgehen, kann von kulturellen, sozialen und psychologischen Einflüssen beeinflusst werden. In Zukunft könnten neue Modelle durch Entwicklungen in der Psychologie, Gesellschaft und Technologie entstehen. Der Umgang mit Trauer ist oft dynamisch und kann sich im Laufe der Zeit verändern.«
>
> *ChatGPT, Abfrage am 24.01.2024*

Man kann davon ausgehen, dass Trauer noch individueller im Kontext der jeweiligen Kultur und Werte des sozialen Umfelds gelebt werden wird und dass auch der Bereich Social Media neue Erlebnis- und Verarbeitungsmöglichkeiten bietet. Die digitale Trauerkultur wird sich weiterentwickelt haben. Es wird mehr und differenziertere Wirksamkeitsnachweise zu Interventionen mit Trauernden geben.

In diesen Therapie-Tools werden schwerpunktmäßig folgende Konzepte für die konkrete Arbeit mit Trauernden zu Grunde gelegt:
- das modifizierte Duale Prozessmodell der Bewältigung von Trauererfahrungen (DPM-R-sys+)
- das RSB-(Resilienz-Stressbewältigungs-)Modell Trauer
- das resilienzorientierte TRUST-Konzept für Trauer

- das von der traumafokussierten Kognitiven Verhaltenstherapie abgeleitete Modell zur Psychoedukation bei ATS
- das Hexaflex Trauer der Akzeptanz- und Commitmenttherapie (ACT)

Diese Konzepte werden zunächst im Überblick zur Orientierung für die psychotherapeutische Arbeit und die Auswahl gezielter Interventionen vorgestellt. Eine Besonderheit ist auch der traumaspezifische Blick auf das Thema Trauer, der den genannten Konzepten überwiegend zugrunde liegt.

Arbeits- und Informationsmaterial

INFO 1 Modifiziertes Duales Prozessmodell der Trauerbewältigung
Das Modell integriert viele theoretische Konzepte und veranschaulicht, dass nach Verlusten ein Neulernen auf verschiedenen Ebenen erforderlich ist. Es unterscheidet zwischen »verlustorientierten« Zeiten und »wiederherstellungsorientierten« Zeiten im Trauerprozess. Die grafische Darstellung des Modells kann gut zur Psychoedukation genutzt werden. Es zeigt die verschiedenen Ebenen, die Einfluss auf den Trauerprozess haben und lädt zur aktiven Exploration individueller Erfahrungen ein.

INFO 2 RSB- (Resilienz-Stressbewältigungs-)Modell Trauer
Das RSB-Modell verdeutlicht die unterschiedlichen Wirkrichtungen der therapeutischen Interventionen. Je nach aktueller Situation sind unterschiedliche Schwerpunkte der Interventionen sinnvoll, um das individuelle Trauer-Bewältigungspotenzial zu erhöhen. Die grafische Darstellung des RSB-Modells Trauer kann zur Psychoedukation genutzt und die Ziele und Wirkprinzipien von Verhalten und Interventionen veranschaulicht werden.

INFO 3 Resilienzorientiertes TRUST-Konzept für Trauer
TRUST steht als Akronym für »Techniken Ressourcenfokussierter Und Symbolhafter Traumabearbeitung«. Das Vorgehen nach dem TRUST-Konzept ermöglicht ein schulenübergreifendes und methodenintegratives ressourcen- und resilienzorientiertes Vorgehen bei Trauer. Die Abbildung zeigt die Elemente und Interventionsbeispiele des TRUST-Konzepts für Trauer im Überblick.

INFO 4 Traumafokussierte Kognitive Verhaltenstherapie und Trauer
Auf diesem Informationsblatt erhalten Therapeut:innen und Betroffene Informationen über die Bedeutung der Kognitiven Verhaltenstherapie bei Trauer nach traumatischen Verlusten, wie z. B. bei Fehlgeburten, Suizid eines / einer Angehörigen, traumatischen Todesumständen. Es wird ein von der traumafokussierten Kognitiven Verhaltenstherapie abgeleitetes, aktuelles Modell zur Psychoedukation bei Anhaltender Trauerstörung dargestellt, das gut zur Psychoedukation genutzt werden kann.

INFO 5 Akzeptanz- und Commitmenttherapie (ACT) und Trauer
Auf diesem Informationsblatt wird auf Trauerarbeit mit der Akzeptanz- und Commitmenttherapie (ACT) hingewiesen. Das Konzept zählt zur sog. dritten Welle der Verhaltenstherapie und fokussiert besonders auf Akzeptanz, Achtsamkeit und Mitgefühl. Die Abbildung des auf Trauer modifizierten ACT-Hexaflex Trauer kann zur Psychoedukation eingesetzt werden. Die sechs therapeutischen Dimensionen liegen dem Vorgehen als Bezugsrahmen für die Arbeit mit ACT zugrunde. Kapitel 3 »Resilienzorientierte Wege zum Umgang mit Trauer« enthält verschiedene Arbeitsblätter, die eine konkrete Arbeit mit den einzelnen der sechs Komponenten / Kernprozesse von ACT ermöglichen.

INFO 6 Trauer, Bindung und Neurobiologie
Dieses Infoblatt für Therapeut:innen gibt Hinweise zur Bindungsforschung und weist auf neurobiologische Zusammenhänge zum Verständnis von Trauerreaktionen hin.

INFO 7 Professionelle Haltung bei Trauer
Dieses Informationsblatt für Therapeut:innen weist in einem stichwortartigen Überblick auf Aspekte der professionellen Haltung im Umgang mit Trauernden hin.

Modifiziertes Duales Prozessmodell der Trauerbewältigung

Das *Duale Prozessmodell* (DPM) von Stroebe und Schut (1999) veranschaulicht, dass gesundes Trauern viele verschiedene Reaktionen beinhaltet, die in verschiedenen Situationen, zu verschiedenen Zeiten und für verschiedene Ziele angemessen sind (O'Connor, 2023).

Das DPM integriert viele theoretische Konzepte, beispielsweise Erkenntnisse aus Stressforschung, Bindungsforschung und Neurobiologie, dass nach Verlusten ein Neulernen auf verschiedenen Ebenen erforderlich ist, um mit dem Verlust und guter Lebensqualität weiterleben zu können. Diese Betrachtung kann übrigens auch Menschen ermutigen, die durch den Verlust der eigenen Gesundheit, der Arbeit oder der Heimat etc. Trauererfahrungen zu bewältigen haben.

Wie verarbeiten Menschen Verluste?

Ausgangspunkt des DPM war die Frage: Wie verarbeiten Menschen Verluste? Margaret Stroebe und Henk Schut (1999) wählten für ihr Modell die Bezeichnung *Dual Process Model of Coping with Bereavement* – deutsch in etwa *Duales Prozessmodell der Trauerbewältigung*. Die wesentliche Idee dabei war: Menschen, die eine Verlusterfahrung zu bewältigen haben, sind häufig mit zwei bedeutsamen Erfahrungen konfrontiert, die als Stressoren wirken:

(1) **Verlustbezogene Erfahrungen** (Stressoren), die unmittelbar mit dem Verlust selbst zu tun haben und die vor allem die Bindungserfahrungen mit der verstorbenen Person betreffen. Hiermit können beispielsweise Gefühle von Angst, Wut, Verzweiflung oder Traurigkeit verbunden sein, die entsprechend emotionsorientierte Bewältigungsstrategien erfordern: Wie kann ich lernen, mit dem Verlust weiterzuleben? Diese Trauerarbeit erfordert sehr unterschiedliche individuelle Bewältigungsschritte.

(2) **Wiederherstellungsorientierte Erfahrungen** (Stressoren): Damit sind alle Erfahrungen und Belastungen gemeint, die als sekundäre Faktoren eine Neuorientierung im Alltag erfordern. Es sind zahlreiche organisatorische Dinge zu regeln, die ohne den Verlust nicht bewältigt hätten werden müssen, wie z. B. neue Rollenfindung (als Alleinerziehende:r, als Witwe:r), ohne den verstorbenen Menschen weiterzuleben, finanzielle Sorgen, Umzug. Diese sich ergebenden Aufgaben erfordern eher lösungsorientierte Strategien, denn das Leben geht trotzdem weiter.

Hin-und-her-Pendeln. Ein weiteres wichtiges Element des DPM ist die Erfahrung, dass es im Alltag von Menschen mit Verlusterfahrungen immer beides gibt, was zu einem »normalen« Trauererfahrungsweg dazugehört. Daher wird im Modell das Oszillieren zwischen verlustorientiertem und wiederherstellungsorientiertem Erleben des Trauerprozesses als zentrales Element eingeführt, d. h., je nach aktueller Situation ein flexibles Hin-und-her-pendeln-Können. Praktisch sind damit Zeiten gemeint, in denen sich Trauernde ganz dem Verlust zuwenden, und Zeiten, in denen es darum geht, sich damit zu beschäftigen, welche realen Aufgaben der Alltag mit sich bringt, bzw. wie das neue Leben im Alltag weitergehen kann.

Dieses Modell des Pendelns zwischen »verlustorientierten Zeiten« und »wiederherstellungsorientierten Zeiten« im Trauerprozess kann gut zur Psychoedukation genutzt werden. Das DMP normalisiert gewissermaßen die Ausnahmeerfahrungen im Alltag und kann dazu ermutigen, ganz gezielt jeden Tag, eine Woche oder auch längere Zeitabschnitte mit verschiedenen trauerbezogenen Themen zu planen bzw. selbst zu entscheiden, welche Erfahrungen eher emotionsorientierte oder eher lösungsorientierte Anteile beinhalten. Für das Erleben von Selbstwirksamkeit kann durch das Benennen von dem, was ist, das eigene Kontrollgefühl unmittelbar gestärkt werden, was in einer als unkontrollierbar erlebten Situation dazu beitragen kann, das Stresserleben zeitweise zu senken.

Modifiziertes Duales Prozessmodell der Trauerbewältigung

Erweiterungen des Dualen Prozessmodells

Familiäre Perspektive. Die weiteren Entwicklungen in der Trauerforschung haben dazu geführt, die Bedeutung der familiären Perspektive für die Bewältigung von Verlusterfahrungen auch in das DMP miteinzubeziehen (Stroebe & Schut, 2015). Das DMP-R erweitert in dem Schema daher die bisherige individuelle Verlust- und Wiederherstellungsorientierung um die Kategorie der Familie. Es geht dabei darum, dass alle Mitglieder des Familiensystems von dem Verlust betroffen sind und auch ein Familiensystem verlust- und wiederherstellungsorientierte Erfahrungen zu handhaben hat. Dadurch wird bereits auf Modellebene eine Kommunikation zwischen individueller und familiärer Ebene angeregt.

Systemische Perspektive. Eine weitere Ergänzung des DPM-R zeigt den systemischen Blick auf Verlusterfahrungen (Müller et al., 2022). Einerseits sind damit Personen der sog. zweiten Reihe gemeint, die Einfluss auf die Verarbeitung von Verlusterfahrungen nehmen. Beispielsweise das Verhalten von Kolleg:innen oder Vorgesetzten am Arbeitsplatz oder auch, wie das Verhalten der Trauernden selbst auf Prozesse im Unternehmen wirken (Wilson et al., 2021). Die Unterstützung des sozialen Umfelds, wozu Freund:innen, Familie und auch Personen der zweiten Reihe wie beispielsweise auch Ärzt:innen, Psychotherapeut:innen oder Nachbar:innen gehören, sind wichtige Einflussfaktoren für eine erfolgreiche Verlustverarbeitung (Logan et al., 2018). Das systemisch erweiterte DPM-R-Modell markiert in der grafischen Darstellung diesen wechselseitigen Einfluss von Individuum, Familie und den Personen der zweiten Reihe durch gestrichelte Linien. Zusätzlich wird außerdem die Bedeutung von Kultur, Sitten, Werte, Normen und Gebräuche in der jeweiligen Gesellschaft für die Verlustbewältigung in dem Modell berücksichtigt. Grafisch wird diese Erweiterung durch eine gestrichelte Linie um die Innenkreise herum dargestellt.

Der systemisch erweiterte Blick erlaubt mithilfe der Grafik den Einfluss, den der sozio-interpersonelle Rahmen für trauernde Menschen hat, zu benennen. Dies kann zur Psychoedukation im Kontakt mit Trauernden konkrete Impulse und einen Austausch darüber anregen. Die Bedeutung von Kultur und Gesellschaft, von nahen Beziehungen und entfernteren Gruppenzugehörigkeiten beeinflussen nachweislich die Verarbeitung von intrapsychischen Prozessen und sollten unbedingt auch für den Umgang mit existenziellen Belastungen, wie es Verlusterfahrungen sind, berücksichtigt werden (Horn & Maercker, 2021).

Beziehung und Todesumstände. Aktuelle Studien belegen als zentralen Risikofaktor für die Entwicklung einer Anhaltenden Trauerstörung (ATS) einerseits die Beziehung zur verstorbenen Person, besonders beim Verlust des eigenen Kindes oder des/der Partner:in. Darüber hinaus hat die Art der Todesumstände für die Verlustverarbeitung eine maßgebliche Bedeutung (Treml & Kersting, 2023). Besonders bedeutsam ist dabei der Einfluss unnatürlicher Todesumstände (z. B. durch Suizid, Krieg, Unfall, Mord) für die Entwicklung einer Anhaltenden Trauerstörung. Aus diesem Grund wurde die Art des Verlusts als Einflussfaktor für die Trauerbewältigung in dem nachfolgenden Modell (DPM-R-sys-+) in dem unteren Bereich im äußeren Kreis hinzugefügt. So kann der Einfluss der Todesumstände und Verlusterfahrungen berücksichtigt werden und eine Basis zur Einordnung der Trauerreaktionen für die Bewältigung von Trauer- und Verlusterfahrungen werden.

Das Modell *DPM-R-sys-+* auf der nächsten Seite kann zur Psychoedukation hinzugezogen werden und auf den unterschiedlichen Ebenen konkrete Impulse für Trauerinterventionen und die Auswahl von Materialien anregen. Beispielsweise kann **AB 5** »Biografischer Blick auf Verluste« dazu anregen, zu spüren, was gegenwärtig wirklich wichtig ist.

Modifiziertes Duales Prozessmodell der Trauerbewältigung

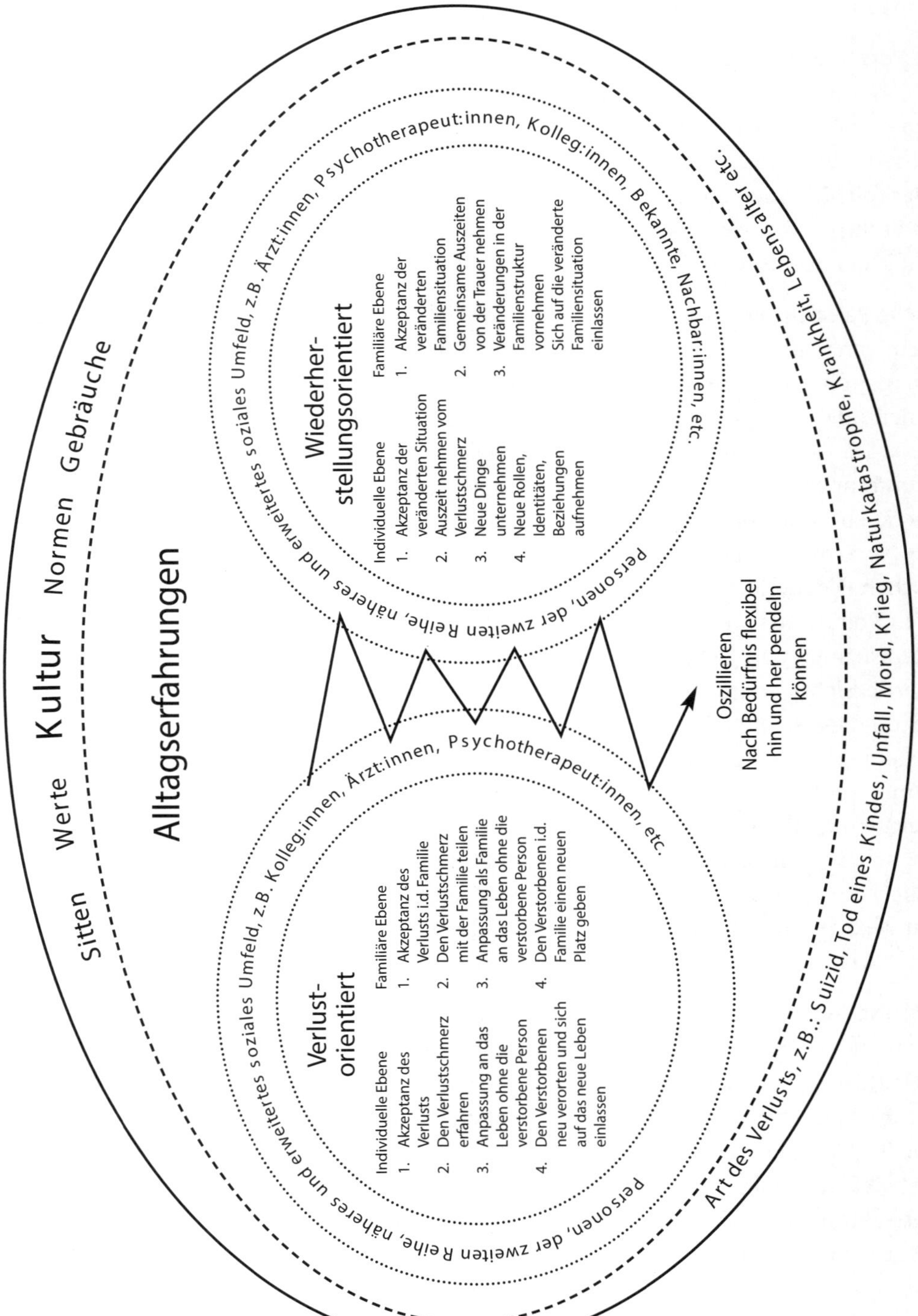

Abbildung Modifiziertes Duales Prozessmodell der Trauerbewältigung (nach Stroebe & Schut, 2015; Müller et al.)

RSB- (Resilienz-Stressbewältigungs-)Modell Trauer

Das *RSB- (Resilienz-Stressbewältigungs-)Modell* (Diegelmann, 2007) verdeutlicht die unterschiedlichen Wirkrichtungen der therapeutischen Interventionen. Je nach aktueller Situation sind unterschiedliche Schwerpunkte der Interventionen sinnvoll, um das individuelle Trauer-Bewältigungspotenzial zu erhöhen (s. Abbildung auf der nächsten Seite).

Im RSB-Modell wird auf der Y-Achse das individuelle Trauer-Bewältigungspotenzial dargestellt.

Die X-Achse zeigt das aktuell erlebte individuelle Stresslevel, das aktuelle Erregungsniveau, an. Das größte Bewältigungspotenzial hat man bei einem mittleren Stressniveau, das geringste bei einem extrem niedrigen oder extrem hohen Stressniveau. Das mittlere Stressniveau, der »Balancebereich«, entspricht dabei dem aus der Traumatherapie bekannten »Window of Tolerance« (Siegel, 1999). Ein extrem geringes Stressniveau kennzeichnet beispielsweise dissoziative Zustände des »Abgeschaltet-Seins«, depressive Zustände mit Erschöpfung, Rückzug und Gefühlsleere. Ein sehr hohes, sympathikus-dominiertes Stressniveau dagegen zeigt sich durch Zustände von Angst, Panik oder Wut im Kampf-Flucht-Modus. In beiden Zuständen kommt es dann zu Blockaden des Informationsverarbeitungssystems, speziell der Funktion des Hippocampus und einer eingeschränkten Funktion des Präfrontalen Kortex. Dies mindert das Trauer-Bewältigungspotenzial, im Extremfall bis Null. Ein mittleres Stresslevel ermöglicht dagegen eine Perspektivenvielfalt und flexible Nutzung des »eingeschalteten Gehirns« für die Bewältigung der aktuellen Belastungssituation.

Um aus dem zu niedrigen oder zu hohen Erregungsbereich in den Balancebereich zu gelangen, sind gezielte Interventionen erforderlich. Viele aktivierende sowie beruhigende Interventionen werden in diesen Materialien vorgestellt.

Der zweite Wirkmechanismus zur Erhöhung des Trauer-Bewältigungspotenzials betrifft resilienzstärkende Interventionen zur Stärkung des individuellen »Resilienzpolsters«. Jeder Mensch hat durch die bisherigen Lebenserfahrungen ein individuelles Resilienzpolster erworben, das in der jeweiligen Belastungssituation das Bewältigungspotenzial mitbestimmt. Bei Trauer kann das Resilienzpolster beispielsweise durch frühe, positive Bindungserfahrungen oder durch die erfolgreiche Bewältigung früherer Verluste gestärkt worden sein. Zur Erhöhung des Resilienzpolsters sind vielfältige Interventionen möglich, je nach der konkreten individuellen Situation. Besonders ressourcenorientierte Interventionen, wie im **INFO 17** »Das KRISEN-ABC-Trauer« oder den Impulsen zur Resilienzstärkung beschrieben, können hier genutzt werden.

RSB- (Resilienz-Stressbewältigungs-)Modell Trauer

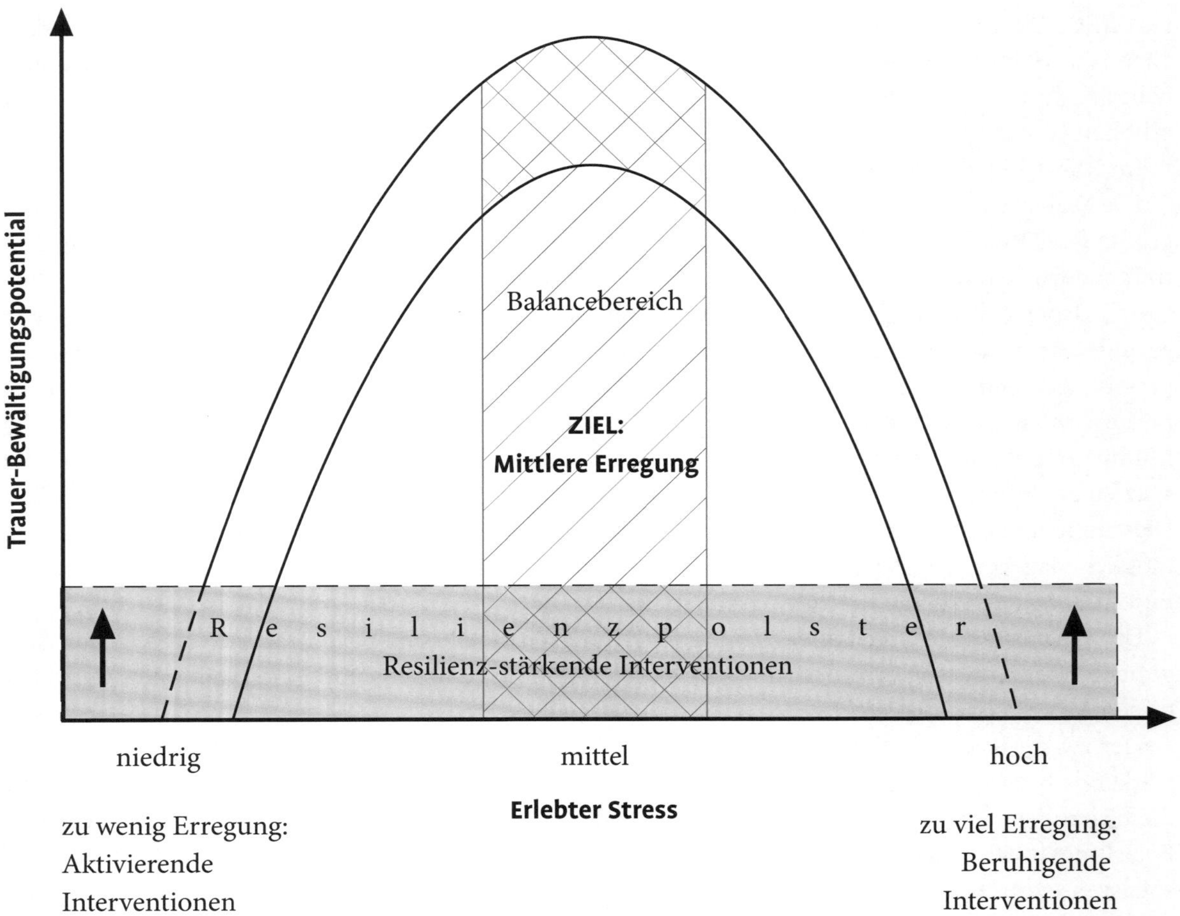

Abbildung Das RSB (Resilienz-Stressbewältigungs-) Modell Trauer (modifiziert nach Diegelmann 2007, S. 40)

Resilienzorientiertes TRUST-Konzept für Trauer

TRUST steht als Akronym für »**T**echniken **R**essourcenfokussierter **U**nd **S**ymbolhafter **T**raumabearbeitung«. Es wurde ursprünglich im Zusammenhang mit traumatherapeutischen Interventionen entwickelt (Diegelmann, 2007). Inzwischen hat es sich besonders auch im Bereich der Psychoonkologie etabliert (Diegelmann et al., 2020, 2023). Das Vorgehen nach dem TRUST-Konzept, wie es hier beschrieben wird, ermöglicht auch ein schulenübergreifendes und methodenintegratives ressourcen- und resilienzorientiertes Vorgehen bei Trauer.

Grundlagen

Die Grundlagen von TRUST sind:

- Salutogenese
- Neurobiologie
- Resilienz
- Positive Psychologie

Therapeutische Haltung

Die therapeutische Haltung unterstützt explizit individuelle Wege im Umgang mit Verlusterfahrungen und wertschätzt und validiert die individuellen Wege und ggf. auch Umwege, die Trauernde nutzen. Die emotionale Entlastung und psychische Stabilisierung der Beteiligten haben dabei Priorität. TRUST steht auch für das Vertrauen in das Selbstheilungspotenzial eines jeden Menschen. TRUST-Interventionen sind erlebnisorientiert und nutzen besonders auch die Kraft von Metaphern und Symbolen.

Vorgehen

Das Vorgehen mit TRUST beinhaltet u. a.:

- Behandlungsprinzipien der Traumatherapie und der Kognitiven Verhaltenstherapie
- eine Auswahl von kreativen Interventionen, die auf eine aktive Verbesserung der Affektregulationskompetenz und auf ein gezieltes Stressmanagement zielen
- Kernelemente sind dabei eine explizite Ressourcenaktivierung, die Stärkung der Selbstreflexion und Selbstwirksamkeit und der Fokus auf soziale Ressourcen.
- die Würdigung und individuelle Bedeutung der Traueranlässe für die aktuelle Lebenssituation der Betroffenen
- eine individuelle Resilienzstärkung bei den Trauernden und auch bei den Behandler:innen
- eine Sensibilisierung für prozesshafte Veränderungen und die Entwicklung von Ambiguitätstoleranz im Leben, sowie eine Gelegenheit zum posttraumatischen Wachstum

Vielfältige TRUST-Interventionsbeispiele sind in diesen Therapie-Tools beschrieben. Dies erlaubt eine an der individuellen Situation der Trauernden orientierte gezielte Auswahl an Interventionen, die je nach therapeutischer Ausrichtung gestaltet werden kann.

Resilienzorientiertes TRUST-Konzept für Trauer

Die folgende Abbildung gibt Therapeut:innen einen Überblick der Elemente und Interventionsbeispiele des resilienzorientierten TRUST-Konzepts für Trauer.

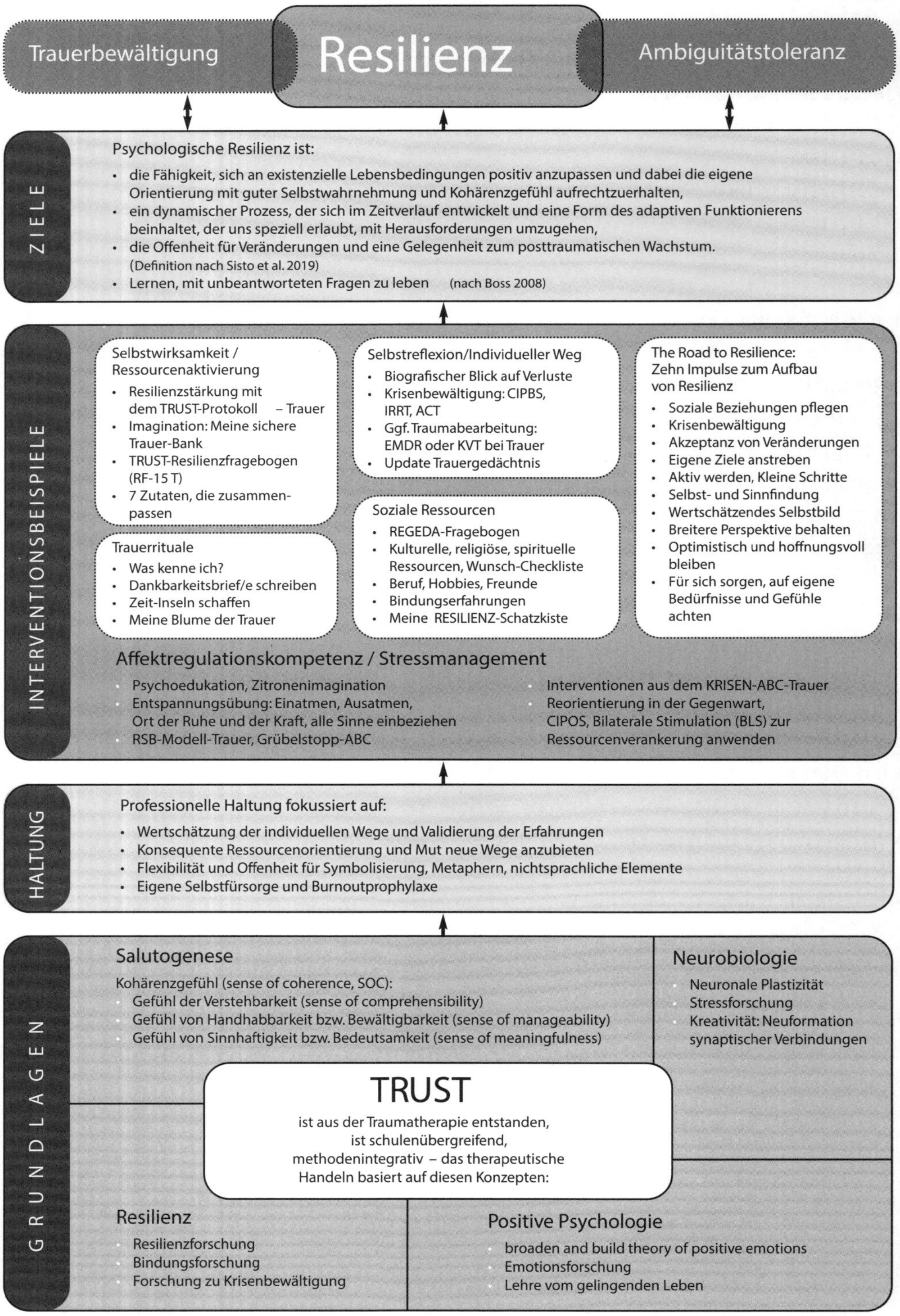

Das resilienzorientierte TRUST-Konzept für Trauer

Traumafokussierte Kognitive Verhaltenstherapie und Trauer

Aktuelle Behandlungskonzepte der Kognitiven Verhaltenstherapie bei Trauer nach traumatischen Verlusten (z. B. Fehlgeburten, Suizid eines / einer Angehörigen, traumatische Todesumstände) orientieren sich an dem Modell von Ehlers und Clark (2005) der *Traumafokussierten Kognitiven Verhaltenstherapie für Posttraumatische Belastungsstörungen* (TF-KVT). Ein wesentlicher Unterschied zur Behandlung der PTBS ohne den Tod eines geliebten Menschen besteht darin, dass im Verlauf der Behandlung der Fokus vom Verlust auf das gelenkt wird, was nicht verloren gegangen ist, was langfristig bleibt. Es geht nicht um das Loslassen, sondern um die Wandlung der Beziehung zu der verstorbenen Person (Duffy & Wild, 2023; Wild et al., 2023).

Psychoedukation

Für die Psychoedukation der Trauernden wird ein von der Traumafokussierten Kognitiven Verhaltenstherapie abgeleitetes Modell zur Psychoedukation bei Anhaltender Trauerstörung eingeführt (nach Duffy & Wild, 2023, S. 9; s. nächste Seite). (Es soll den trauernden Patient:innen helfen, ihre Symptome zu verstehen und die jeweiligen Ziele der therapeutischen Interventionen zu erklären.

Das Trauma- / Trauergedächtnis ist durch noch nicht verarbeitete Elemente im Zusammenhang mit der Verlusterfahrung leicht zu triggern. Die Interventionen zielen auf die Bewusstmachung der auf den Verlust fokussierten Aufmerksamkeit, auf die Veränderung der negativen Bewertungen / Gedanken und die Bearbeitung der dysfunktionalen Kontrollstrategien durch eine schrittweise Konfrontation, um die wahrgenommene Bedrohung bzw. das Verlusterleben zu verändern und eine Integration der Erfahrungen zu erreichen. Dadurch ist das Trauma- / Trauergedächtnis weniger triggerbar.

Traumafokussierte Kognitive Verhaltenstherapie und Trauer

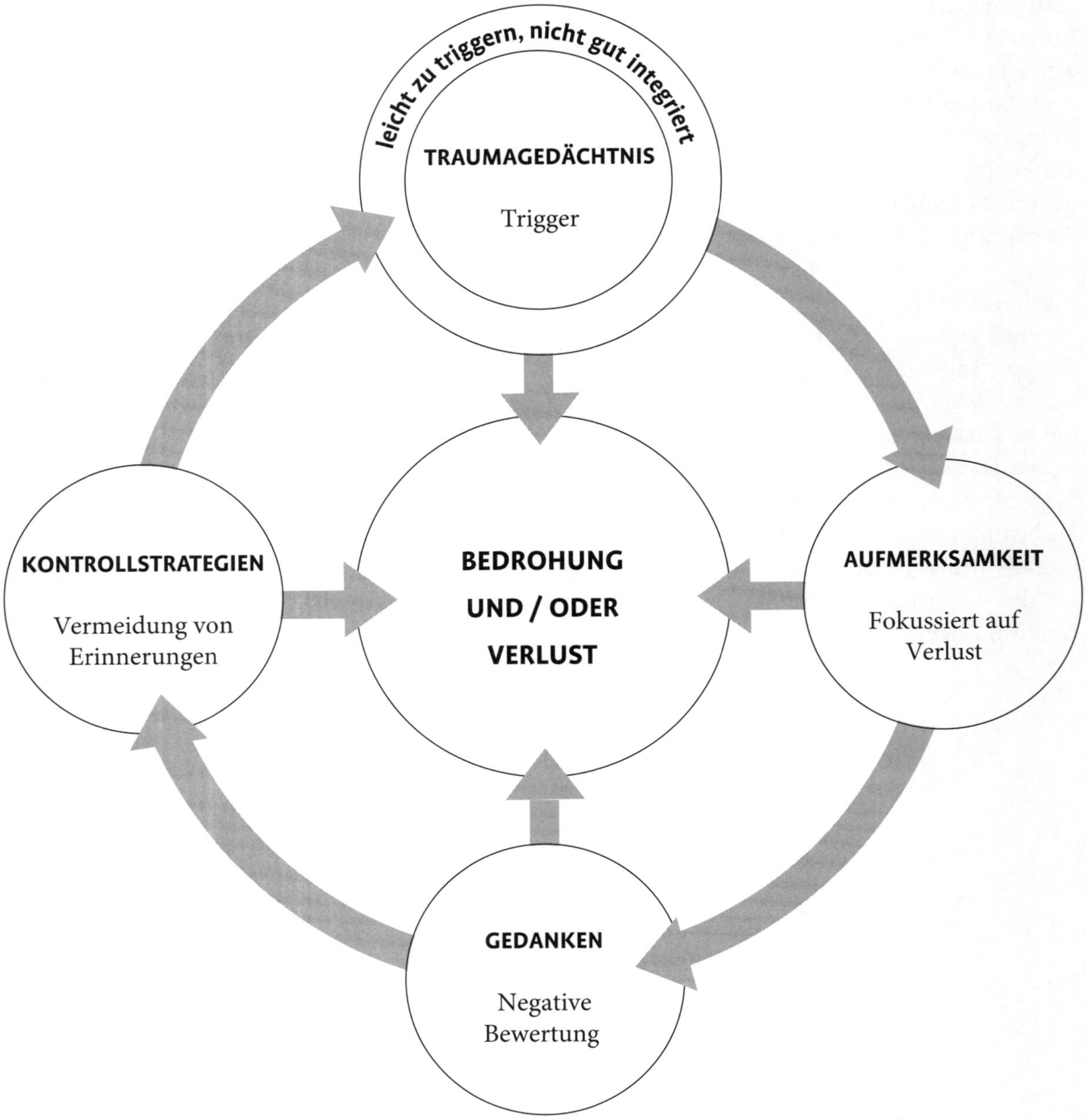

Abbildung Traumafokussierte Kognitive Verhaltenstherapie (nach Duffy & Wild, 2023, S. 9)

Akzeptanz- und Commitmenttherapie (ACT) und Trauer

Steven Hayes hat die Akzeptanz- und Commitmenttherapie (ACT) auf Basis der Verhaltenstherapie bereits Mitte der 1980er-Jahre entwickelt. Es folgten viele Weiterentwicklungen, die die klassischen verhaltenstherapeutischen Vorgehensweisen im Hinblick auf die Klärung von Werten und Lebenszielen mithilfe von achtsamkeitsbasierten Techniken erweitert haben. ACT gehört zur sog. dritten Welle der Verhaltenstherapie und fokussiert besonders auf Akzeptanz, Achtsamkeit und Mitgefühl (Hayes et al., 2011).

Worum geht es bei der Akzeptanz- und Commitmenttherapie?
Bei ACT geht es immer wieder darum, Menschen darin zu unterstützen, das Leben kennenzulernen bzw. flexibel auch in Zeiten von Herausforderungen zu spüren, was sie wirklich leben wollen und leben können. Angesichts der schwierigen und leidvollen Herausforderungen, die zum Leben dazugehören, zielt das Vorgehen mit ACT darauf, dies herauszufinden und mit psychischer Flexibilität handhaben zu können. Sechs therapeutische Kernprozesse / Dimensionen liegen dem Vorgehen als Bezugsrahmen für die Arbeit mit ACT zugrunde und werden oft als »ACT-Hexaflex« dargestellt, um die prozesshaften Verbindungen der einzelnen Dimensionen zu illustrieren. Jede Intervention auf einer Dimension hat Auswirkungen auf die anderen Dimensionen. Bei Trauer sind alle sechs Dimensionen des Hexagramms erschüttert bzw. infrage gestellt. Jede Dimension, an der im therapeutischen Prozess angesetzt wird, hat damit auch direkte hilfreiche Auswirkungen auf die anderen Dimensionen.

Empirische Evidenz. Bisher gibt es kaum Studien zum Einsatz von ACT bei Trauer. In einer qualitativen Studie konnte gezeigt werden, dass die Anwendung von ACT in der Behandlung von trauernden Menschen hilfreich ist. ACT wurde dabei flexibel unter Einbeziehung anderer Interventionen eingesetzt (Willi et al., 2024).

Das modifizierte ACT-Hexaflex auf der nächsten Seite bietet sich an, um konkret auf das Thema Trauer einzugehen. In der Mitte steht für den Fokus »Psychische Flexibilität« eine wolkenähnliche, flexible Struktur und kein starrer Kreis. Die einzelnen Dimensionen, die in dem Hexaflex benannt sind, können mit dem Blickwinkel auf Trauer für therapeutische Impulse genutzt werden. Diese Auswahl der Impulse kann individuell angepasst werden. In einem ersten Schritt könnte das Duale Prozessmodell (DPM) der Trauerbewältigung (Stroebe & Schut, 2010) hinzugezogen werden, um eine Flexibilisierung im Trauererleben anzuregen. Die Unterscheidung von verlustbezogenem und wiederherstellungsbezogenem Verhalten hat sich als Bezugsrahmen für Interventionen mit Trauernden bewährt (Fiore, 2021). Eine Erweiterung dieses DPM-Modells ist die Unterscheidung von individuellem und familienbezogenem Trauerverhalten (Stroebe & Schut, 2015). Darüberhinausgehend erlaubt der systemische Blick auf die Verarbeitung von Verlusten, die Bedeutung gesellschaftlicher Rahmenbedingungen und die Beachtung der Kulturperspektive als Einflussvariablen für individuelle Trauerbewältigungsprozesse zu berücksichtigen (Müller et al., 2022).

Akzeptanz- und Commitmenttherapie (ACT) und Trauer

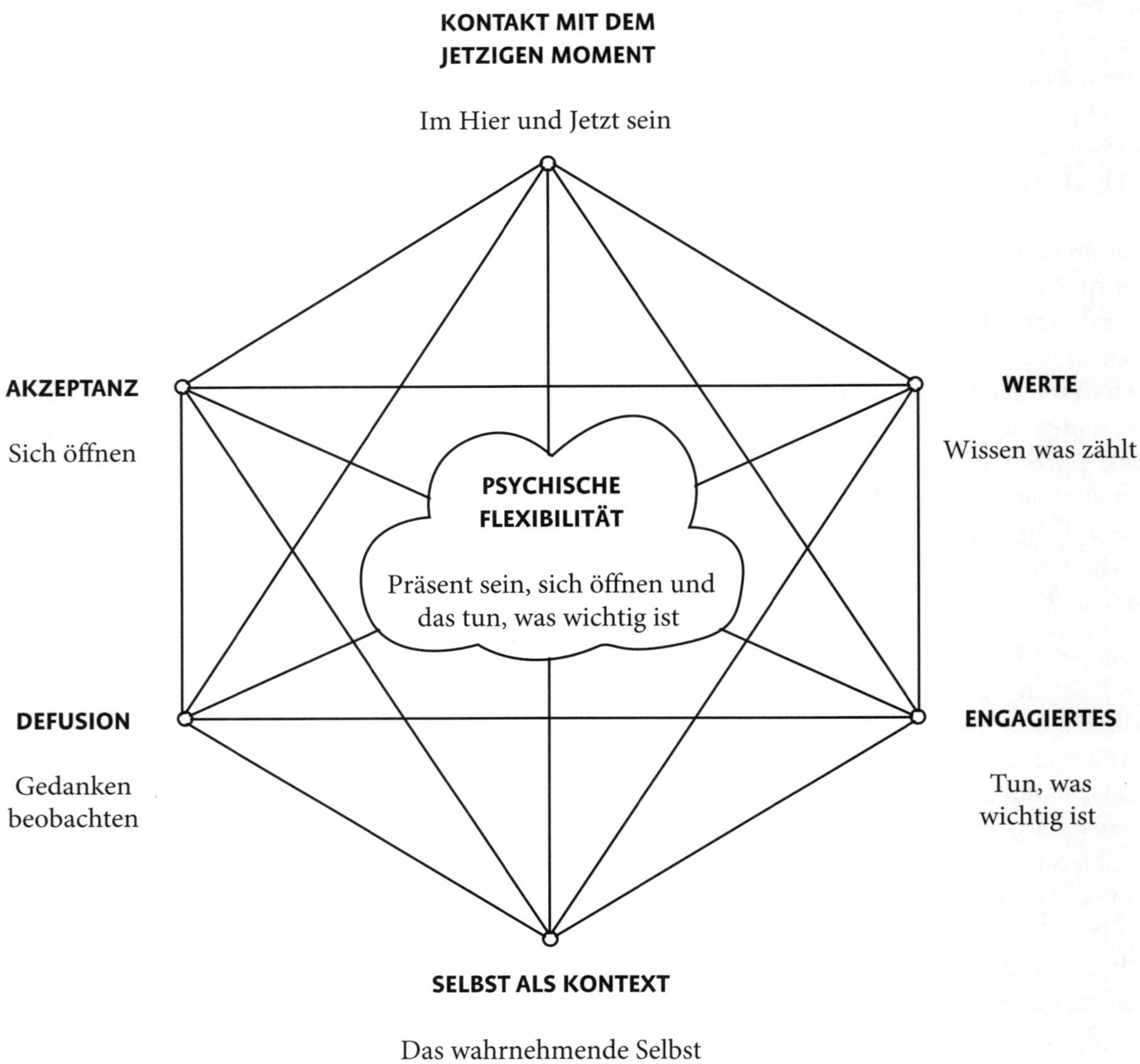

Abbildung ACT-Hexaflex Trauer

Trauer, Bindung und Neurobiologie

Zum Verständnis von Trauer kann ein Blick auf neurobiologische Zusammenhänge wichtige Hinweise geben. Warum dauert Trauer so lange? Warum sind wir zunächst oft völlig desorganisiert und »kopflos«? Warum überwältigen uns auch nach überwunden geglaubter Trauer manchmal noch heftige Gefühle von Trauer? Warum können wir bei Trauer körperlich krank werden?

»Es hat sich gezeigt, dass liebevolle Beziehungen unser Gehirn dauerhaft verändern« (O'Connor, 2024, S. 50). Menschen brauchen zum Überleben ab der Geburt (und auch vorher) sichere und verlässliche Bindungen. Dies ist biologisch vorgegeben. Die Bindungsforschung zeigt, dass bereits nach den ersten Lebensmonaten typische Bindungsmuster zu beobachten sind. Man unterscheidet sicher gebundene, unsicher-vermeidende, unsicher-ambivalente und desorganisierte Bindungstypen (Ainsworth et al., 2015). Diese früheren Bindungserfahrungen prägen in hohem Maße das spätere Erleben und Verhalten von Menschen (Bowlby, 2021). Zwar ist bei Erwachsenen die Zuordnung zu den Bindungs»typen« meist nicht eindeutig und spätere Lebenserfahrungen können das Bindungsverhalten maßgeblich verändern. Trotzdem haben diese frühen und neurobiologisch verankerten Prägungen lebenslang Auswirkungen auf die Beziehungsgestaltung und die Verarbeitung von Verlusten von Bindungspartner:innen (Bowlby, 1983).

Unsicher-vermeidender Bindungstyp. Eine unsichere und desorganisierte Bindung in der Kindheit kann nicht nur das psychische Erleben und Verhalten im Erwachsenenalter und den Umgang mit Verlusten beeinflussen, sondern auch mit körperlichen Störungen wie dem Metabolischen Syndrom, Somatoformer Schmerzstörung, Morbus Crohn bis hin zu DNA-Schäden und damit erhöhtem Krebs-Risiko verbunden sein (Greenman et al., 2024).

Menschen mit einer unsicheren oder desorganisierten Bindung haben häufig aufgrund früher traumatischer Erfahrungen ein dysreguliertes Stresssystem. Dies kann zu Komplikationen bei der Verarbeitung und neuronalen Integration des Verlusts führen. Darüber hinaus kann durch den Wegfall der haltgebenden Bindung auch ein bis dahin stabiles Stresssystem in ein chronisches Ungleichgewicht entgleisen, wodurch es zu vielfältigen emotionalen, kognitiven, aber auch körperlichen Symptomen, etwa durch endokrine und immunologische Dysregulation verursachte Störungen, kommen kann (Isermann, 2016; Isermann & Diegelmann, 2022).

Neurobiologische Prozesse

Die Bindungserfahrung beginnt bereits im Mutterleib. Hier erleben Lebewesen bereits die Befriedigung der Grundbedürfnisse »Verbundenheit und wachsen dürfen«. Diese frühen Erfahrungen sowie die späteren Bindungserfahrungen mit den primären Bezugspersonen (meist, aber nicht notwendigerweise die Mutter) prägen die sich entwickelnden neuronalen Netzwerke und damit auch unsere Wahrnehmungen, Erwartungen, Gefühle, Körperempfindungen, Verhaltensbereitschaften usw. Die Bindungserfahrungen sind auf diese Art vielfältig im wahrsten Sinne »materiell« (durch die Hardware der neuronalen Verknüpfungen) verankert, sogar durch relativ überdauernde epigenetische Veränderungen (O'Connor, 2023). Dies wird nicht zuletzt verstärkt durch das »Bindungs- bzw. Kuschelhormon« Oxytocin und das »belohnende« Dopamin.

Trauer, Bindung und Neurobiologie

Wenn eine geliebte Person gestorben ist, dauert es lange, bis unser Gehirn in all seinen Dimensionen verstanden hat, dass die Person nicht mehr da ist. Die vielfältige mentale Repräsentation der Person, die ja ein bedeutender Teil unserer Identität ist, muss erst in einem schmerzlichen Lernprozess der Realität angepasst werden. Dieser Prozess kann lange dauern und ist nie ganz beendet. Trauernde leben häufig zunächst in zwei Welten: in der neuen Realität und in der virtuellen Welt, in der die geliebte Person noch da ist. Sie erleben die Präsenz der verstorbenen Person auch körperlich. Dies ist keine Verdrängung, wie es andere beschreiben, sondern es ist die absolute Desorientierung, die Menschen bei akuter Trauer erleben (O Connor, 2023).

Dies ist auch dadurch bedingt, dass die vielen Erfahrungen mit der verstorbenen Person ja nicht nur im expliziten episodischen und autobiografischen Gedächtnis gespeichert sind, sondern besonders auch in vielfältiger Weise im impliziten Gedächtnis, womit sie auch die Emotionen, körperlichen Reaktionen und Verhaltensbereitschaften beeinflussen (Siegel, 2011).

Gerade diese Bereiche sind aber mit rein kognitiv ausgerichteten therapeutischen Interventionen oft schwer zu beeinflussen. Deshalb sind besonders ganzheitliche, erlebnis- und belohnungsorientierte, bildhafte und an alltägliche Gewohnheiten anknüpfende Interventionen hilfreich.

Professionelle Haltung bei Trauer

Für die Arbeit mit Trauernden ist eine besonders einfühlsame und würdeorientierte Grundhaltung bedeutsam. Hier zunächst einige Aspekte dazu im Überblick.

Aspekte einer professionellen Haltung in der Arbeit mit Trauernden

- Wertschätzung, Anerkennung der »Ausnahmesituation«
- Ambivalenzgefühle thematisieren und ausdrücklich »erlauben«
- Interventionen zur Stressregulation anbieten
- individuelle und psychosoziale Risiko- und Schutzfaktoren berücksichtigen
- kultur- und gendersensible Aspekte im Trauerprozess unterstützen
- psychoedukative Interventionen anschaulich vermitteln
- Patient:innen als kompetente »Expert:innen« für ihre Lebenssituation wahrnehmen
- Scham- und Schuldgefühle als normale Reaktion einordnen lernen
- Probleme und Ängste benennen und erfragen. Dadurch werden sie externalisiert und können schrittweise geordnet und weiterbearbeitet werden
- Hoffnung und Zuversicht vermitteln
- das individuelle »Window of Tolerance« für den Umgang mit Gefühlen thematisieren
- Psychohygiene zur Stärkung der eigenen Resilienz pflegen, dazu gehört auch kollegialer Austausch und Supervision
- eigene Trauer- und Verlusterfahrungen reflektieren und integrieren

2 Diagnostik, Krise, Risiko- und Schutzfaktoren bei Trauer

Trauer ist die Emotion, die immer den individuellen Weg nach dem Tod eines nahestehenden Menschen oder den Verlust eines bedeutsamen Lebensbereichs begleitet. Wie dieser Weg aussieht, ist sehr unterschiedlich und wird durch den persönlichen Kontext der Hinterbliebenen bzw. betroffenen Personen und die gesellschaftlichen Rahmenbedingungen geprägt. Jeder Mensch hat somit einen eigenen psychologischen und alltagsbezogenen Rahmen für das individuelle Trauererleben und -verhalten zur Verfügung. Bei manchen Menschen bewirken der Verlust eines nahestehenden Menschen oder andere belastende Ereignisse eine existenzielle Überforderung. Es kann sein, dass diese neue Situation im eigenen Leben nicht so verarbeitet werden kann, dass daraus eine Perspektivenvielfalt für das, was ohne das Ereignis weiterlebt, wahrgenommen werden kann.

Diese Blockaden des Erlebens können sich u. a. als Depression, Angst, Anpassungsstörung oder als Anhaltende Trauerstörung zeigen.

Trauer ist eine natürliche Reaktion auf einen Verlust. Depression entsteht oft ohne einen konkreten Anlass und betrifft fast alle Aspekte des Lebens. Depressive erleben häufig das Gefühl der Gefühllosigkeit, während Trauernde häufig intensiven emotionalen Schmerz und intensive Sehnsucht nach der verstorbenen Person erleben.

Empirische Evidenz

Die Forschung der letzten Jahre konnte die differenzialdiagnostischen Unterschiede der Anhaltenden Trauerstörung (ATS) zu Depression, Angst, Anpassungsstörung oder PTBS herausarbeiten. Trauer ist vom Anlass her eine normale und natürliche Reaktion auf den Verlust durch den Tod einer nahestehenden Person oder auf ein existenzielles Lebensereignis. Dennoch können bestimmte Umstände oder vorausgehende biografische Herausforderungen eine »normale« Trauerreaktion beeinträchtigen und sogar negative gesundheitliche Folgereaktionen mit sich bringen (Ennis & Majid, 2021).

Komischke-Konnerup et al. (2021) berichten, dass von Erwachsenen mit einer ATS bis zu 70% zusätzlich eine oder mehrere klinisch relevante Trauerreaktionen zeigten (Depression 63%, Angst 54%, PTBS 49%).

Mit der erst kürzlichen Aufnahme von einheitlichen Diagnosekriterien für eine ATS in die Klassifikationssysteme ICD-11 und DSM-5 können in aktuellen Studien Ergebnisse zu den Prävalenzraten der ATS und anderer komorbider Störungsbilder verglichen werden. Es gibt zwar Unterschiede im DSM-5 (12-Monats-Kriterium) und in der ICD-11 (6-Monats-Kriterium), die das Zeitfenster, ab wann die Diagnose einer ATS zu stellen ist, betreffen. Auch die Anzahl und Beschreibung der Symptome ist etwas anders. Doch gemeinsam ist vor allem, dass die ATS erstmalig als eigenständige Diagnose aufgenommen wurde (World Health Organization, 2023).

»In Bezug auf die Gruppierung der trauma- und belastungsbezogenen Störungen zeigen die bisherigen Forschungsbefunde, dass sich die neuen ICD-11-Diagnosen insgesamt bewähren. Insofern ist die ICD-11 als Fortschritt der Diagnostik von psychischen Störungen zu werten« (Maercker & Eberle, 2022, S. 70).

Tabelle 2.1 Vergleich Belastungsbezogene Störungen in der ICD-11 und ICD-10 (nach Eberle & Maercker, 2024)

ICD-11	ICD-10
Posttraumatische Belastungsstörung (6B40)	Posttraumatische Belastungsstörung (F43.1)
Komplexe posttraumatische Belastungsstörung (6B41)	Andauernde Persönlichkeitsänderung nach Extrembelastung (F62.0)
Anhaltende Trauerstörung (6B42)	*(keine Entsprechung in ICD-10)*
Anpassungsstörung (6B43)	Anpassungsstörung (F43.2X)

ICD-11-Diagnose Anhaltende Trauerstörung

Das Leben mit dem Tod ist so individuell, vergleichbar mit dem Erleben der Geburt. Tod und Geburt sind eine Realität, die alle Menschen gemeinsam teilen. Beide Phänomene können als extreme Herausforderung auch dysfunktionale psychische Prozesse auslösen. Es ist jedoch beruhigend zu wissen, dass die meisten Menschen lernen, unbeschadet mit dieser Realität zu leben.

Das Auftreten und die Ausprägung einer Trauerreaktion im Sinne einer Anhaltenden Trauerstörung (ATS) nach den Kriterien der ICD-11 betrifft im Durchschnitt nur etwa 3–4% der Menschen, die den Tod eines geliebten Menschen erlebt haben (Treml & Kersting, 2023). Besonders hoch ist das Risiko für ATS, wenn es sich bei dem Verlust um den Tod eines / einer Partner:in oder um den Verlust eines eigenen Kindes handelt. Auch traumatische Todesumstände oder ein unerwarteter Tod nach einer plötzlichen Erkrankung können die Trauerverarbeitung erschweren und zu einer komplizierten Trauer führen.

Kernsymptome. Das Ereigniskriterium der anhaltenden Trauerstörung (ATS) bezieht sich auf den Tod eines / einer Partner:in, eines Elternteils, eines Kindes oder einer anderen Person, die den Hinterbliebenen nahesteht. Der Verlust dieser Person führt zu einer Trauerreaktion, welche sich von Person zu Person sehr individuell gestalten kann. Ihnen gemeinsam ist jedoch eine starke Sehnsucht bzw. ein anhaltendes Verlangen nach der verstorbenen Person. Ebenso kann ein starkes gedankliches Verhaftet-Sein in Bezug auf die verstorbene Person oder die Todesumstände auftreten.

Akzessorische Symptome. Neben diesen zwei Kernsymptomen der ATS, von denen mindestens eines für die Diagnosestellung vorhanden sein muss, werden in der ICD-11 sogenannte akzessorische Symptome spezifiziert, welche bei hinterbliebenen Personen individuell auftreten können. Dazu gehören unter anderem Schuldgefühle, Traurigkeit, Wut, ein beeinträchtigtes Identitätsgefühl, Vermeidung oder emotionale Taubheit.

Um die Diagnose einer ATS zu stellen, legt die ICD-11 jedoch keine spezifische Anzahl zu erfüllender akzessorischer Symptome fest. Das Zeitkriterium für die früheste Diagnosemöglichkeit wird mit »mehr als 6 Monate« angegeben, womit die Diagnose erst ein halbes Jahr nach dem Tod der nahestehenden Person gestellt werden kann. Die ATS kann in jedem Alter auftreten, unterscheidet sich aber in Abhängigkeit vom Alter, Entwicklungsstand und demzufolge von altersabhängigen Konzepten des Todes. Die ICD-11 differenziert, dass bei Kindern seltener eine Sehnsucht nach der verstorbenen Person, sondern vermehrt eine gedankliche Beschäftigung mit dem Verlust auftritt. Darüber hinaus besteht insbesondere bei älteren Erwachsenen eine Tendenz, dass sich eine ATS zu einer überdauernden Depression entwickelt. Zusätzlich verlagert sich das Leiden bei älteren Menschen oft auf eine somatische Ebene.

Ausschlusskriterium. Die ATS-Diagnose ist die erste ICD-11-Diagnose, die einen sogenannten »kulturellen Vorbehalt« formuliert: Die Diagnose sollte nicht vergeben werden, wenn die Verhaltensweisen oder Symptome angesichts des sozialen und kulturellen Hintergrunds der Trauernden als normal oder angemessen angesehen werden.

Kritik. Der Einführung neuer Diagnosen wie der ATS wird vielfach auch mit Kritik begegnet. Beispielsweise wird von einer unnötigen Pathologisierung von natürlicher Trauer gesprochen. Es gilt aber auch zu beachten, dass die Symptome der ATS bisher eher behelfsmäßig mit der Diagnose einer Posttraumatischen Belastungsstörung, einer Anpassungsstörung oder einer Depression zugeordnet wurde. Solche Behelfsdiagnosen sind nicht nur klinisch unzutreffend, sondern können im schlimmsten Fall auch dazu führen, dass betroffene Personen eine unangemessene Behandlung erhalten. Zudem kann eine adäquate Diagnose immer auch eine wertvolle Anerkennung des Leidens bedeuten und Patient:innen eine Orientierung bieten, wie Trauer genau charakterisiert ist und welche Wege zur Verbesserung ihres Zustandes auf diesem Hintergrund eingeschlagen werden können (Maercker & Eberle, 2022).

Diagnosekriterien und Symptome der anhaltenden Trauerstörung (ATS) nach ICD-11
(World Health Organisation, 2023; Eisma et al., 2023; Treml & Kersting, 2023)

A-Kriterium: Beeinträchtigung durch den Tod eines Partners / einer Partnerin, Elternteils, Kindes oder einer anderen nahestehenden Person

B-Kriterium: Trennungsschmerz, die anhaltende und durchdringende Trauerreaktion ist charakterisiert durch eines oder beide Merkmale

(1) Sehnsucht nach der verstorbenen Person
(2) Anhaltende gedankliche Beschäftigung mit der verstorbenen Person

C-Kriterium: Intensiver emotionaler Schmerz, die Symptome aus B werden begleitet von mindestens einem der folgenden Symptome, diese können beispielsweise sein:

(1) Traurigkeit
(2) Schuldgefühle
(3) Ärger, Wut
(4) Verleugnung und Scham
(5) Schuldzuweisung
(6) Schwierigkeiten, den Tod zu akzeptieren
(7) das Gefühl, einen Teil des eigenen Selbst verloren zu haben
(8) Unfähigkeit, positive Stimmung zu erleben
(9) emotionale Taubheit, sog. Numbing
(10) Schwierigkeiten, sich auf soziale oder andere Aktivitäten einzulassen

D-Kriterium: Funktionale Beeinträchtigungen zeigen sich in persönlichen, familiären, sozialen, beruflichen oder anderen wichtigen Funktionsbereichen.

E-Kriterium: Kulturelle und zeitliche Trauerreaktionen, die Beeinträchtigungen persistieren für ein atypisch langes Zeitintervall von mindestens 6 Monaten und übersteigen die erwartbaren sozialen, religiösen oder kulturellen Normen der Kultur und des Kontextes der Person deutlich. Trauerreaktionen, die weniger als 6 Monate dauern oder einer normativen Trauerperiode des kulturellen oder religiösen Umfelds entsprechen, werden als normale Trauerreaktion betrachtet und erhalten keine Diagnose.

Wichtig: Nicht jede Person, die länger als 6 oder 12 Monate Trauerverhalten zeigt, hat damit automatisch eine ATS. Für die ATS-Diagnose müssen mehrere Symptome vorhanden sein, die klinisch bedeutsam sind und Stress oder starke individuelle Beeinträchtigungen mit sich bringen. Die ATS ist im Unterschied zu anderen belastungsbezogenen Störungen durch das definierte Ereigniskriterium »Tod einer nahestehenden Person« gekennzeichnet.

Eine empathische kultur- und gendersensible Diagnostik sollte dazu beitragen, diejenigen Menschen mit hohem Leidensdruck durch eine entsprechende trauerspezifische Behandlung zu unterstützen, um dadurch eine Chronifizierung des Leidens zu verhindern. Untersuchungen haben gezeigt, dass schwere Trauerverläufe häufig nicht von alleine wieder zurückgehen (Lenferink et al., 2020, 2022).

Frühere Studien ergaben, dass etwa 10% der trauernden Menschen ein über das normale Maß hinausgehendes Trauerverhalten aufweisen, was als ATS eingestuft werden kann (Lundorff et al., 2017). Eine aktuelle Metaanalyse zeigt jedoch: »Legt man die aktuellen Kriterien zugrunde, entwickeln ca. 3–4% der Hinterbliebenen eine ATS, die sehr häufig mit psychischen Komorbiditäten einhergeht« (Treml & Kersting, 2023, S. 324).

Todesfälle in Deutschland (Statistisches Bundesamt, 2023a)

Im Jahr 2022 gab es in Deutschland 1.066.341 Todesfälle, der Anteil von Frauen (534.008) lag etwas über dem der Männer (532.333). Zu den beiden häufigsten Todesursachen zählen

- Herz-Kreislauferkrankungen, knapp 360.000 Tote
- Krebserkrankungen, knapp 232.000 Tote

Etwa 40% der gestorbenen Männer und Frauen waren bei ihrem Tod älter als 85 Jahre. Das durchschnittliche Sterbealter war 79,67 Jahre und hat sich somit im Laufe der vergangenen 50 Jahre um mehr als elf Jahre erhöht. Ein Blick auf die Todesursachen in Deutschland zeigt einen erheblichen Anteil von Suiziden.

Suizid. Immerhin sind in Deutschland im Jahr 2022 auch 10.119 Menschen durch Suizid (davon 7504 Männer) gestorben, was in etwa 1% der jährlichen Todesfälle entspricht.

Verkehrsunfälle. Der Anteil an Verkehrstoten lag bei 2776 Menschen.

Mord / Totschlag. Die Anzahl an Mordopfern lag im Jahr 2022 in Deutschland bei 264 Menschen (Statista, 2024). Bedenkenswert ist auch die Tatsache, dass es eine Dunkelziffer an nicht entdeckten Tötungsdelikten gibt. So kommt es teilweise erst Jahre nach einem Delikt zur Aufklärung durch Geständnisse früherer Täter (Eichin, 2008).

Kinder. Im Jahr 2022 wurden in Deutschland 738.819 Kinder geboren, davon sind im ersten Lebensjahr nach der Geburt 2345 Kinder gestorben, von 1 Jahr bis unter 5 Jahre 476 Kinder, von 5 bis unter 10 Jahre 314 Kinder, von 10 bis unter 15 Jahre 312 Kinder. Bei Jugendlichen (15 bis unter 20 Jahre) gibt es dann immerhin 947 Todesfälle (Statista, 2023).

Nach den Befunden einer Metaanalyse erhöht sich das Risiko einer ATS beim Verlust eines / einer Partner:in um das 8-Fache und beim Tod des eigenen Kindes sogar um das 14-Fache (Treml et al., 2022). Ebenfalls steigt das Risiko, eine ATS zu entwickeln, bei gewaltsamen oder traumatischen Todesumständen (Suizid, Mord, Unfälle; Djelantik et al., 2020). In Kapitel 4 »Traumafokussierte Interventionen bei Trauer« wird speziell auf therapeutische Interventionen bei traumatischen Verlusten eingegangen.

Arbeits- und Informationsmaterial

INFO 8 Diagnostik und Differenzialdiagnostik einer Anhaltenden Trauerstörung (ATS)
Das Informationsblatt gibt einen aktuellen Überblick zur Psychodiagnostik von Trauerreaktionen. Die Fragebogen und Interviewleitfäden für die neue belastungsbezogene Anhaltende Trauerstörung (ATS) nach ICD-11 sind jedoch mehrheitlich noch in der Entwicklungsphase.

AB 1 Fragebogen Prolonged Grief Disorder Scale (PG-13-Revised)
Auf dem Arbeitsblatt wird der Fragebogen *Prolonged Grief Disorder Scale* (PG-13 – Revised; Prigerson et al., 2021) vorgestellt. Er bietet eine gute Orientierung zur Diagnostik einer ATS und kann als Selbstauskunftsinstrument zur Erfassung der Symptomatik oder auch als Interview genutzt werden. Er kann auch gut zur Verlaufsmessung eingesetzt werden.

INFO 9 Krise, Schutz- und Risikofaktoren
Das Informationsblatt nimmt Bezug auf Erkenntnisse der neurobiologischen Forschung. Es werden Informationen zu Krisen, Akuttrauma gegeben und Kriterien für hilfreiches Verhalten zur Unterstützung von Trauer-Anpassungsprozessen beschrieben, die besonders bei plötzlichen Todesfällen beachtet werden sollten.

AB 2 TRUST-Resilienz-Fragebogen Trauer (TRUST RF-15 T)
Der TRUST-Resilienz-Fragebogen Trauer bietet eine praxisnahe Möglichkeit, um über Ressourcen und resilienzfördernde Aktivitäten im Alltag ins Gespräch zu kommen. Es geht es darum, die Aufmerksamkeit auf resilienzfördernde Aspekte im Alltag zu lenken. Einige zusätzliche Items nehmen Bezug zur aktuellen Trauererfahrung.

Diagnostik und Differenzialdiagnostik einer Anhaltenden Trauerstörung (ATS)

Für die Psychodiagnostik von Trauerreaktionen können verschiedene Fragebögen und Interviewverfahren genutzt werden. Für die neue belastungsbezogene Anhaltende Trauerstörung (ATS) nach ICD-11 wurden Fragebögen und Interviewleitfäden entwickelt, die die Störungsmerkmale nach ICD-11 berücksichtigen, die jedoch mehrheitlich noch in der Entwicklungsphase sind (Eberle & Maercker, 2024).

Für ein differenziertes Screening zwischen den Diagnosegruppen stehen z. B. folgende Fragebögen zur Verfügung:

- Posttraumatische Belastungsstörung (PTBS) und für die Komplexe Posttraumatische Belastungsstörung (KPTBS): *International Trauma Questionnaire* (ITQ; Cloitre et al., 2018, 2021)
- Anhaltende Trauerstörung (ATS): u. a. die *International Prolonged Grief Disorder Scale* (IPGDS; Killikelly et al., 2021)
- Anpassungsstörung: *International Adjustment Disorder Questionnaire* (IADQ; Shevlin et al., 2019)

Alle Instrumente sind auch auf Deutsch online erhältlich: www.traumameasuresglobal.com

Der international am weitesten verbreitete Fragebogen zur Komplizierten Trauer ist *das Inventory of Complicated Grief* (ICG) mit 19 Items (Prigerson et al., 1995, deutsche Übersetzung Lumbeck et al., 2012). Der Fragebogen misst die Symptomschwere und kann auch gut zur Verlaufsmessung genutzt werden.

Der Fragebogen *Prolonged Grief Disorder Scale* (PG-13-Revised; Prigerson et al., 2021) ist mit 13 Items eine Kurzform des ICG und bietet eine gute Orientierung zur Diagnostik einer ATS. Er kann als Selbstauskunftsinstrument zur Erfassung der Symptomatik oder auch als Interview genutzt werden. Die deutsche Übersetzung stammt von der Arbeitsgruppe Psychotraumatologie der KU Eichstätt (Kontakt: Rita.Rosner@ku.de).

Zur Diagnostik einer ATS müssen mehr als 6 Monate nach dem Verlust einer nahestehenden Person vergangen sein und es muss eine deutliche Beeinträchtigung in sozialen, beruflichen oder anderen wichtigen Funktionsbereichen durch die Symptomatik bedingt vorliegen. Ein Summenscore von 30 und mehr wird als Cut-Off-Wert angegeben.

Fragebogen Prolonged Grief Disorder Scale (PG-13-Revised)

(1) Haben Sie jemanden verloren, der Ihnen viel bedeutet hat? ☐ Ja ☐ Nein

(2) Wie viele Monate sind seit dem Verlust vergangen? .... Monate

Bitte geben Sie für die folgenden Fragen an, wie Sie sich aktuell fühlen.

Seit dem Tod oder als Folge des Todes	**Überhaupt nicht (1)**	**Kaum (2)**	**Ein wenig (3)**	**Ziemlich (4)**	**Sehr (5)**
(3) Verspüren Sie Sehnsucht oder Verlangen nach der verstorbenen Person?	☐	☐	☐	☐	☐
(4) Haben Sie Schwierigkeiten, die Dinge zu tun, die Sie normalerweise tun, weil Sie so viel an die verstorbene Person denken?	☐	☐	☐	☐	☐
(5) Fühlen Sie sich ratlos bezüglich Ihrer Rolle im Leben oder als wüssten Sie nicht mehr, wer Sie sind (z. B. als ob ein Teil Ihrer Selbst gestorben wäre)?	☐	☐	☐	☐	☐
(6) Fällt es Ihnen schwer zu glauben, dass die verstorbene Person tatsächlich tot ist?	☐	☐	☐	☐	☐
(7) Vermeiden Sie Erinnerungen daran, dass die verstorbene Person tatsächlich tot ist?	☐	☐	☐	☐	☐
(8) Verspüren Sie emotionale Schmerzen (z. B. Wut, Verbitterung oder Wehmut) in Verbindung mit dem Verlust?	☐	☐	☐	☐	☐
(9) Fällt es Ihnen schwer, Ihr Leben weiterzuführen (z. B. mit Freunden Zeit zu verbringen, Interessen / Hobbys nachzugehen, oder Pläne für die Zukunft zu machen)?	☐	☐	☐	☐	☐
(10) Fühlen Sie sich emotional taub oder wie losgelöst von anderen?	☐	☐	☐	☐	☐
(11) Haben Sie das Gefühl, dass Ihr Leben ohne die verstorbene Person bedeutungslos ist?	☐	☐	☐	☐	☐
(12) Fühlen Sie sich allein oder einsam ohne die verstorbene Person?	☐	☐	☐	☐	☐

(13) Haben die oben genannten Symptome zu einer deutlichen Beeinträchtigung in sozialen, beruflichen oder anderen wichtigen Funktionsbereichen geführt?

☐ Ja ☐ Nein

Der Summenscore beträgt: ....

(Prigerson et al., 2021; deutsche Übersetzung: Arbeitsgruppe Psychotraumatologie KU Eichstätt
Kontakt: rita.rosner@ku.de)

Krise, Schutz- und Risikofaktoren

Der unerwartete Verlust eines Menschen berührt umso mehr, je näher eine Beziehung zu dem verstorbenen Menschen bestanden hat.

Die psychologische Herausforderung für den individuellen Umgang mit Verlusten wird davon beeinflusst, ob es bereits vorausgehende Erfahrungen mit Tod, Ungewissheit und Krisen im bisherigen Leben gab. Ähnlich wie der Verlauf von Krisen dysfunktional oder funktional sein kann, ist auch der individuelle Umgang mit dem Tod von bedeutsamen Menschen beeinflusst von dem vorhandenen oder eben nicht vorhandenen Bewältigungspotenzial im Umgang mit dem Tod, welches ein Mensch im Laufe des Lebens entwickelt hat.

- Krisen, traumatische Situationen und Tod von nahestehenden Menschen erleben wir alle im Laufe unseres Lebens.
- Daraus erwerben wir auch ein Grundwissen für den Umgang damit.
- Jede erfolgreich überstandene Krise, jede bewältigte traumatische Erfahrung und jeder Umgang mit dem Tod eines (vertrauten) Menschen erweitert unser Handlungsrepertoire.
- Das individuelle Erleben von Selbstwirksamkeit und Sinnerleben verändert sich im Laufe der Zeit seit dem Ereignis.

Belastungen und existenzielle Herausforderungen führen nicht zwangsläufig zu Krisen im Leben. Erst wenn das individuelle Bewältigungspotenzial nicht mehr als ausreichend empfunden wird, um Lösungswege entstehen zu lassen, können sich Krisen manifestieren. Für das Thema Trauer kann das Zeitfenster für die Entwicklung einer krisenhaften und behandlungsbedürftigen Symptomatik individuell sehr unterschiedlich sein.

Bedeutsame Lebensziele werden in der Regel durch Verluste oder belastende existenzielle Erfahrungen oder äußere Lebensumstände infrage gestellt. In Folge wird das Gefühl der Selbstwirksamkeit beeinträchtigt. Gewohnte Problemlösestrategien reichen nicht aus. Das Bewältigungsverhalten prägt die Zukunft: konstruktiv oder destruktiv.

Trauer, ausgelöst durch den Tod eines Menschen kann sehr individuelle psychologische Reaktionen hervorrufen. Tritt der Verlust durch Tod plötzlich und unerwartet auf, sind oft ähnliche psychische Reaktionen wie bei einem Akuttrauma zu beobachten.

- Bei akuten Traumatisierungen wirkt das Erlebte noch unmittelbar nach, Betroffene können sich schwer von den Geschehnissen lösen und das Ausmaß der notwendigen Unterstützung muss geklärt werden.
- Die AWMF-Leitlinie *Diagnostik und Behandlung von akuten Folgen psychischer Traumatisierung* bezieht sich auf die psychologische, psychosoziale, psychotherapeutische und pharmakologische Versorgung nach einem kritischen oder traumatischen Ereignis innerhalb eines nachfolgenden Zeitraums von bis zu drei Monaten.
- Akute Traumafolgesymptome können Ausdruck eines normalen Bewältigungs- und Anpassungsprozesses nach einem traumatischen Ereignis sein.
- Zur Beurteilung der Krankheitswertigkeit der Symptomatik nach einem Akuttrauma ist neben der Erfassung der Symptomschwere und Symptomkomplexität eine zeitliche Verlaufsdiagnostik unerlässlich. Ihr kommt besondere Bedeutung zu, weil eine verzögerte Symptomentwicklung nicht selten ist.
- Bei Maßnahmen in den ersten drei Monaten wird im psychotherapeutischen Kontext von sog. Frühinterventionen gesprochen. Bedeutsam ist, dass in diesem Zeitraum die Spontanremission besonders hoch ist.

Krise, Schutz- und Risikofaktoren

- Ziele: Im Rahmen der Akutversorgung dient die Psychoedukation der Normalisierung, Stressreduktion und Hilfestellung bei der Distanzierung von einem traumatischen Ereignis.
- Im Verlauf kann sie auch eine Information über den normalen Verlauf der Reaktion, positive Bewältigungsstrategien und mögliche Hilfsangebote beinhalten.

Die neurobiologische Forschung gibt interessante Hinweise dazu, welche normalen Anpassungsprozesse nach einem Verlust einer nahestehenden Person erforderlich sind, um sich an die veränderte Lebenssituation ohne die verstorbene Person anpassen zu können.

»We must update our virtual maps, creating a revised cartography of our new lives. Is it any wonder that it takes many weeks and month of grief and new experiences to learn our way again?« (O'Connor, 2023, S. 7). Die Aktualisierung der inneren Erfahrungslandkarte braucht Zeit und Validierung.

Trauer ist in diesem Sinne eine normale emotionale Reaktion, um mit dem Missverhältnis von gewohnter innerer Repräsentanz des Verstorbenen und dem Erleben von Raum und Zeit, in der der verstorbene Mensch nach dem Tod nicht mehr zu finden ist, zu begegnen.

Wie können Trauer-Anpassungsprozesse unterstützt bzw. wodurch auch erschwert werden? Die folgenden Tabellen beziehen sich auf Komponenten, die besonders bei plötzlichen Todesfällen beachtet werden sollen.

Tabelle Schutz- und Risikofaktoren für Trauer-Anpassungsprozesse bei plötzlichen Todesfällen

Schutzfaktoren nach dem plötzlichen Tod eines Menschen	Risikofaktoren nach dem plötzlichen Tod eines Menschen
▶ soziale Unterstützung ▶ Ambiguitätstoleranz fördern ▶ Schutz vor zusätzlichen Belastungen ▶ Selbstwirksamkeitserwartung fördern ▶ Kohärenzgefühl stärken ▶ Resilienz berücksichtigen ▶ Erleben von Selbstwirksamkeit ▶ soziale Kontakte ▶ Unterstützung durch Angehörige oder Freunde ▶ Bewältigungsstrategien kennen	▶ hohe wahrgenommene Bedrohung ▶ Selbstaufgabe ▶ katastrophisierende Bewertung des Verlusts ▶ fehlende soziale Unterstützung ▶ eigene Schuldzuweisung und Scham ▶ vorbestehende psychische Belastungen ▶ frühere Traumatisierungen ▶ jüngeres Alter, aber auch höheres Alter ▶ intrapsychische, z. B. frühere Traumatisierungen, psychische Vorerkrankungen ▶ Umstände des Verlusts, z. B. Suizid, Unfälle, Mord, Gewalt ▶ Lebensumstände der Betroffenen, z. B. fehlende soziale Unterstützung, Armut, Alkohol- oder Substanzmissbrauch ▶ nahe Beziehung zur verstorbenen Person, besonders der Verlust des / der Partner:in oder des eigenen Kindes kann ein zentraler Risikofaktor sein

Krise, Schutz- und Risikofaktoren

Hinweise für hilfreiches und nicht hilfreiches Verhalten geben folgende Stichworte zur ersten Orientierung für den Umgang mit akuten Verlusterfahrungen: Was ist besonders in den ersten Tagen und Wochen zu berücksichtigen?

Tabelle Hilfreiches und nicht hilfreiches Verhalten nach plötzlichen Verlusterfahrungen

Hilfreiches Verhalten nach Verlusterfahrungen	Nicht hilfreiches Verhalten nach Verlusterfahrungen
▶ Zeit geben für eine individuelle Neuorientierung ▶ Konzentration auf alltägliche Dinge, wie: wer kümmert sich um den Einkauf, die Erledigung der notwendigen organisatorischen Abläufe? ▶ offene Fragen formulieren, etwa: Haben Sie einen Wunsch, was brauchen Sie heute? ▶ Unterstützung durch Information geben ▶ Anteilnahme am Verlustschmerz	▶ zu viel Unterstützung anbieten, im Sinne von »Ich nehme dir alles ab«, fördert das Gefühl, nichts selbst tun zu können ▶ zeitliche Vorgaben machen für »sinnvolles« Trauern ▶ gut gemeinte Ratschläge ▶ keine Zeit haben ▶ Schuldgefühle vermitteln

»Watchful Waiting« ist ein Konzept, das besonders auch in der Behandlung von akut traumatisierten Menschen bedeutsam ist. Es beschreibt eine therapeutische Haltung, die von Aufmerksamkeit, Akzeptanz und Zuversicht geprägt ist. Sie basiert auf der Idee, dass Patient:innen Zeit und Raum brauchen, um innere Prozesse zu durchleben und auszudrücken, um eigene Einsichten und Lösungen finden zu können. Es geht um eine Wertschätzung der individuellen Wege und Validierung der Erfahrungen (Diegelmann, 2010). Therapeut:innen sollten danach nicht vorschnell zahlreiche Interventionen anbieten, sondern dem natürlichen Verlauf des therapeutischen Prozesses Raum geben. Empfehlenswert ist dabei ein Gleichgewicht von »Pacing and Leading«. Eine solche Anpassung an die verbale und nonverbale Kommunikation des/der Patient:in und aktive Führung im therapeutischen Kontakt kann durch anschauliche Psychoedukation und gezielte Interventionen zur Stressregulation von Beginn an individuelle Erfahrungsräume anregen und empathisch unterstützen.

TRUST-Resilienz-Fragebogen Trauer (TRUST RF-15 T)

Durchführung

Der TRUST-Resilienz-Fragebogen Trauer (TRUST RF-15 T; nach Diegelmann & Isermann, 2016, S. 117) bietet eine gute Möglichkeit, über Ressourcen und resilienzfördernde Aktivitäten im Alltag ins Gespräch zu kommen. Die Auswahl der 15 Items beruht auf den Konzepten: Salutogenese, der Resilienzforschung und der Positiven Psychologie. Eine weitere Frage erfasst die allgemeine Lebensqualität aus dem EORTC-Fragebogen. Zusätzliche sechs Items beinhalten trauerbezogene Fragen.

Anhand der Antworten können Risiko- und Schutzfaktoren im Umgang mit der Trauererfahrung thematisiert werden.

Auf Item-Ebene können Bereiche ausgewählt werden, die weiterentwickelt werden sollen. Der Fragebogen eignet sich auch zur kontinuierlichen Beschäftigung mit den verschiedenen Bereichen zum Selbst-Monitoring.

TRUST-Resilienz-Fragebogen Trauer (TRUST RF-15 T)

In diesem Fragebogen geht es um die psychische Widerstandskraft (Resilienz) im Alltag. Ihre Aufmerksamkeit soll damit auf resilienzfördernde Aspekte gelenkt werden. Wir wünschen Ihnen interessante Erfahrungen damit. Instruktion: Bitte geben Sie an, wie Ihr momentanes Befinden in den nachfolgend genannten Bereichen ist (von 0 = gar nicht bis 10 = sehr).

Stellen Sie sich dabei in etwa den Zeitraum der letzten Woche, einschließlich heute vor.

Kreuzen Sie bitte spontan für jeden Bereich die für Sie am ehesten zutreffende Zahl an.

	gar nicht										sehr
	0	1	2	3	4	5	6	7	8	9	10
(1) Ich kann mich freuen.	☐	☐	☐	☐	☐	☐	☐	☐	☐	☐	☐
(2) Ich fühle mich mit anderen verbunden.	☐	☐	☐	☐	☐	☐	☐	☐	☐	☐	☐
(3) Ich vertraue auf »etwas Höheres«.	☐	☐	☐	☐	☐	☐	☐	☐	☐	☐	☐
(4) Ich kann verschiedene Perspektiven einnehmen.	☐	☐	☐	☐	☐	☐	☐	☐	☐	☐	☐
(5) Ich kann mein Leben genießen.	☐	☐	☐	☐	☐	☐	☐	☐	☐	☐	☐
(6) Ich kann auf Anforderungen flexibel reagieren.	☐	☐	☐	☐	☐	☐	☐	☐	☐	☐	☐
(7) Ich bin entschlussfreudig.	☐	☐	☐	☐	☐	☐	☐	☐	☐	☐	☐
(8) Ich bewege mich ausreichend.	☐	☐	☐	☐	☐	☐	☐	☐	☐	☐	☐
(9) Ich ernähre mich gut.	☐	☐	☐	☐	☐	☐	☐	☐	☐	☐	☐
(10) Ich kann auf mein Leben Einfluss nehmen.	☐	☐	☐	☐	☐	☐	☐	☐	☐	☐	☐
(11) Ich blicke hoffnungsvoll in meine Zukunft.	☐	☐	☐	☐	☐	☐	☐	☐	☐	☐	☐
(12) Ich habe Vertrauen in das Leben.	☐	☐	☐	☐	☐	☐	☐	☐	☐	☐	☐
(13) Ich nehme mir Zeit für mich.	☐	☐	☐	☐	☐	☐	☐	☐	☐	☐	☐
(14) Ich beschäftige mich damit, was mir guttut.	☐	☐	☐	☐	☐	☐	☐	☐	☐	☐	☐
(15) Ich kann mich gut abgrenzen.	☐	☐	☐	☐	☐	☐	☐	☐	☐	☐	☐

Bitte summieren Sie alle angekreuzten Zahlen zum TRUST-Resilienz-Gesamtwert: ....

Bitte beantworten Sie die folgende Frage ebenfalls aus der Sicht der letzten Woche.

Wie zufrieden sind Sie zurzeit mit Ihrem Leben allgemein?

völlig unzufrieden **völlig zufrieden**

☐ 0 ☐ 1 ☐ 2 ☐ 3 ☐ 4 ☐ 5 ☐ 6 ☐ 7

TRUST-Resilienz-Fragebogen Trauer (TRUST RF-15 T)

Zusatzfragen zu Ihrer Verlusterfahrung

T 1: Hat der Verlust von Ihrem / Ihrer (bitte ankreuzen): ☐ Partner:in, ☐Freund:in, ☐ eigenen Kind,

☐ einer anderen nahestehenden Person (bitte angeben wer) ....

zu einer deutlichen Beeinträchtigung in sozialen, beruflichen oder anderen wichtigen Funktionsbereichen geführt?

☐ Ja ☐ Nein

T 2: Wie viele Monate sind seit dem Verlust vergangen? ....

T 3: Fällt es Ihnen schwer, Ihr Leben als Folge des Verlusts weiterzuführen (z. B. Zeit mit Freund:innen zu verbringen, Interessen / Hobbys nachzugehen, Pläne für die Zukunft zu machen)?

☐ gar nicht (1) ☐ kaum (2) ☐ ein wenig (3) ☐ ziemlich (4) ☐ sehr (5)

T 4: Geben Sie hier noch Ihr Alter und Geschlecht an:

Alter: .... Jahre

Geschlecht: ☐ w ☐ m ☐ d

T 5: Wie viele belastende Verluste von nahestehenden Menschen haben Sie bisher schon erlebt?

Anzahl: ....

T 6: Haben Sie das Gefühl, Ihre psychische Widerstandskraft / Resilienz hat als Folge von Verlusterfahrungen zugenommen?

☐ gar nicht (1) ☐ kaum (2) ☐ ein wenig (3) ☐ ziemlich (4) ☐ sehr (5)

3 Resilienzorientierte Wege zum Umgang mit Trauer

Resilienzfokussierte Interventionen, die auf einer Kombination von Kognitiver Verhaltenstherapie und achtsamkeitsbasierten Techniken basieren, stärken die individuelle Resilienz (Joyce et al., 2018). In zahlreichen Studien konnte gezeigt werden, dass Resilienz ein protektiver Faktor für die Bewältigung von Belastungen ist (Kunzler et al., 2018). Demzufolge können durch resilienzstärkende Interventionen gute Voraussetzungen für die Bewältigung von Trauer geschaffen werden.

Sisto et al. (2019) kommen auf der Grundlage einer umfassenden Literaturrecherche zu einer Definition von Resilienz:

Definition

Psychologische Resilienz ist:

- die Fähigkeit, sich an existenzielle Lebensbedingungen positiv anzupassen und dabei die eigene Orientierung mit guter Selbstwahrnehmung und Kohärenzgefühl aufrechtzuerhalten.
- ein dynamischer Prozess, der sich im Zeitverlauf entwickelt und eine Form des adaptiven Funktionierens beinhaltet, der uns speziell erlaubt, mit Herausforderungen umzugehen.
- die Offenheit für Veränderungen und eine Gelegenheit zum posttraumatischen Wachstum.

(Sisto et al., 2019)

Der Begriff der Resilienz bezieht sich in der klinisch-psychologischen Forschung überwiegend auf individuelle Unterschiede in der Wirkung und Bewältigung von Risiken. *Resilienz* wird in psychologischen Studien als erfolgreiche Auseinandersetzung mit herausfordernden Belastungen definiert. Die erfolgreiche Auseinandersetzung wird als Ergebnis einer Wechselwirkung zwischen der Person einerseits, dem sozialen Umfeld sowie der institutionellen Umwelt andererseits beschrieben (Kruse, 2017; Rutter, 2012). *Vulnerabilität* wird hingegen beschrieben als Mangel an psychischen Bewältigungskapazitäten sowie einschränkenden Lebensbedingungen (geringe Bildung, geringe finanzielle Ressourcen, geringe Integration und Teilhabe), was besonders in individuellen und gesellschaftlichen Krisensituationen negative Einflüsse auf die Gesundheit des Individuums haben kann (Watkins & Roberts, 2020).

Als resilienzförderliche, stabilisierende Strategien erweisen sich, laut einer deutschen und einer amerikanischen Studie während der Corona-Pandemie, eine Reihe von beeinflussbaren Faktoren. Dazu zählen:

- die Aufrechterhaltung eines gesunden Lebensstils (genügend Schlaf, Bewegung in der Natur, soziale Unterstützung von Familie und Freund:innen)
- die Akzeptanz von Angst und negativen Emotionen
- die Stärkung des Selbstwertgefühls
- Informationen über Behandlungs- und Unterstützungsangebote

Die Unterdrückung von Ängsten und negativen Emotionen und insbesondere Substanzmissbrauch zählten hingegen zu den vulnerabilitätssteigernden Merkmalen (Petzold et al., 2020; Killgore et al., 2020).

Im Rahmen der »Changing Lives of Older Couples« (CLOC)-Langzeitstudie der Universität Michigan wurden umfassende Interviews mit älteren Ehepaaren zu verschiedenen Zeitpunkten (vor und nach dem Tod eines / einer Partner:in) durchgeführt. Wenn ein:e Partner:in gestorben war, wurden mit der / dem Witwe:r nochmals Interviews nach 6, 18 und 48 Monaten geführt. Wichtig ist dabei, dass es sich um eine prospektive Studie handelte. Zum Zeitpunkt der ersten Datenerhebung war niemand der

Studienteilnehmer:innen palliativ erkrankt. Diese dabei erhobene riesige Datenmenge hat die Trauerforschung in vielerlei Hinsicht beeinflusst.

Auf der Grundlage dieser Daten hat u. a. Bonanno (2004) den Blick auf die Resilienz im Zusammenhang mit Trauer gelenkt. Die Daten zeigten signifikante Unterschiede in der Verarbeitung des Verlusts des / der Ehepartner:in. Bonnano entwickelte ein empirisch gestütztes Modell der Trauer, dass unterschiedliche Verlaufskurven der Trauer zeigt.

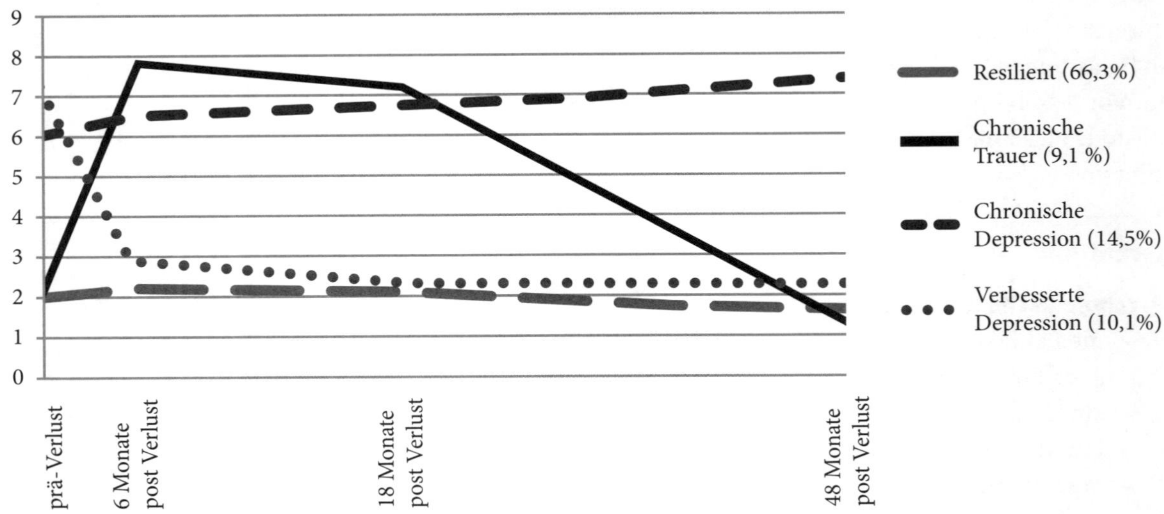

Abbildung 3.1 Verlaufskurven von Trauer (Bonnano, 2004, nach O`Connor, 2023, S. 82)

Bonnano identifizierte vier Gruppen entsprechend ihrer jeweils charakteristischen Muster der Trauerreaktionen. Kriterium war das Ausmaß depressiver Symptome (Y-Achse).

Die vier Gruppen sind:

(1) Resilient: Dies ist mit 66,3% die größte Gruppe. Die Kurve verläuft relativ gerade: Diese Menschen waren bereits vor dem Trauerfall resilient und zeigten danach höchstens einen unerheblichen Anstieg und im längeren Verlauf eher noch eine Verringerung depressiver Symptome.

(2) Chronische Depression: 14,5% fallen in diese Kategorie: Sie zeigten bereits vor dem Tod der Partner:innen hohe Depressionswerte, die auch danach noch kontinuierlich anstiegen.

(3) Verbesserte Depression: 10,1% der Hinterbliebenen zeigten vor dem Trauerfall ebenso hohe bzw. sogar noch höhere Depressionswerte als die Gruppe 2. Diese Werte waren aber bereits nach 6 Monaten extrem reduziert und blieben auch im weiteren Verlauf auf diesem niedrigen Niveau, vergleichbar mit dem der resilienten Gruppe.

(4) Chronische Trauer: 9,1% zeigten vor dem Todesfall keine depressiven Symptome, diese begannen aber mit dem Tod der geliebten Person und waren nach 6 Monaten und sogar noch nach 18 Monaten höher als in jeder anderen Gruppe. Danach fielen die Werte jedoch ab und nach 48 Monaten hatten sie das Niveau der resilienten Gruppe erreicht bzw. sogar leicht unterschritten.

Dieses aus Daten der umfassenden prospektiven Studie generierte Modell kann vielfältige Hinweise für die Arbeit mit Trauernden geben.

Betrachtet man besonders die Ergebnisse der Gruppe 1 und 4 so sieht man: Resiliente Menschen können nach einem Trauerfall psychisch stabil bleiben (Gruppe 1). Sie können aber auch zunächst über längere Zeit heftige psychische Reaktionen zeigen, dann aber ihre psychische Stabilität zurückerlangen und evtl. sogar langfristig noch verbessern, im Sinne von posttraumatischem Wachstum (Gruppe 4).

In diesem Kapitel werden schwerpunktmäßig therapeutische Wege vorgestellt, die eine gezielte Ressourcen- und Resilienzaktivierung anstreben. Dies umfasst auch sämtliche Interventionsbeispiele von

INFO 3 »Resilienzorientiertes TRUST-Konzepts für Trauer«. Im Rahmen der TRUST-Interventionen wird die Bilaterale Stimulation (BLS) bei vielen der vorgestellten Tools zur Ressourcenverankerung angewandt.

Arbeits- und Informationsmaterial

INFO 10 Bilaterale Stimulation (BLS)
Das Informationsblatt erklärt die Bilaterale Stimulation (BLS), ein Element aus der Traumatherapie mit EMDR. Die BLS wird häufig auch zur Verankerung von Ressourcen und positiven Erfahrungen eingesetzt.

AB 3 Resilienzstrategien im Alltag
Das Arbeitsblatt gibt Gelegenheit, sich mit selbst beeinflussbarem, resilienzförderndem Verhalten im Alltag zu beschäftigen.

INFO 11 Ambiguitätstoleranz
Dieses Informationsblatt beschreibt das Konzept der Ambiguitätstoleranz, dem Umgang mit Ungewissheit und uneindeutigen Verlusten.

AB 4 Ambiguitätstoleranz entwickeln
Das Erlernen von Ambiguitätstoleranz kann durch konkrete Schritte unterstützt werden. Das Arbeitsblatt gibt dazu Anregungen.

AB 5 Biografischer Blick auf Verluste
Das Arbeitsblatt regt die Beschäftigung mit vergangenen Trauererfahrungen an und sensibilisiert dazu, wahrzunehmen, was in der gegenwärtigen Trauersituation hilfreich sein könnte.

AB 6 Verlustorientierte und Wiederherstellungsorientierte individuelle Trauerthemen
Dieses Arbeitsblatt bezieht sich auf **INFO 1** »Modifiziertes Duales Prozessmodell der Trauerbewältigung« und gibt Impulse, die den individuellen »Zick-Zack-Kurs« im Trauerprozess unterstützen.

AB 7 Wunsch-Checkliste zur Unterstützung in meinem Trauerprozess
Diese Checkliste nennt einige Beispiele von hilfreichem Verhalten anderer Personen, was anderen Trauernden in bestimmten Situationen gutgetan hat.

INFO 12 Trauerrituale
Das Informationsblatt beschreibt anschaulich die Bedeutung von Ritualen im privaten und gesellschaftlichen Rahmen.

AB 8 Meine Blume der Trauer
Das Arbeitsblatt gibt Raum, um eigene Wünsche oder eigene Erfahrungen zum Thema Trauerrituale in Stichworten zu notieren.

AB 9 Imagination Heilsames Licht
Im Kontext von Trauer und auch anderen existenziellen Belastungen kann die imaginative Beschäftigung mit wohltuendem und heilsamem Licht eine beruhigende und stärkende Wirkung entfalten. Mit der Imagination »Heilsames Licht« steht belasteten Menschen eine einfache Entspannungsübung zur Verfügung, die unmittelbar wohltuende Körpererfahrungen auslösen kann.

INFO 13 Zehn + 1 Impulse zur Resilienz-Stärkung bei Trauer
Dieses Informationsblatt benennt unterschiedliche Impulse der von der amerikanischen psychologischen Fachgesellschaft empfohlenen »Road to Resilience«. Eine individuelle Einschätzung der Trauernden dazu, welche Wege bereits genutzt bzw. gewünscht sind, kann zu verschiedenen Anlässen thematisiert werden.

AB 10 Resilienz-Impuls 1: Soziale Beziehungen pflegen
Soziale Beziehungen sind wichtige Quellen zur Stabilisierung in Krisen. Auf diesem Arbeitsblatt wird die Beschäftigung mit bereits vorhandenen Kontakten und auch zukünftigen Möglichkeiten, Kontakte zu pflegen, angeregt.

AB 11 Resilienz-Impuls 2: Krisen nicht als unüberwindbar ansehen
Dieses Arbeitsblatt ermutigt dazu, über den gegenwärtigen Moment hinaus zu schauen und sich damit zu beschäftigen, welche kleinsten Schritte oder Sichtweisen möglich sind, um einen Perspektivenwechsel im Umgang mit Krisen hinzubekommen.

AB 12 Resilienz-Impuls 3: Veränderungen als Teil des Lebens akzeptieren
Auf diesem Arbeitsblatt geht es darum, Lebensumstände zu akzeptieren, die nicht zu beeinflussen sind, und sich eher auf Lebensbereiche zu konzentrieren, auf die man Einfluss hat.

AB 13 Resilienz-Impuls 4: Eigene Ziele anstreben
Dieses Arbeitsblatt zum Thema »Eigene Ziele anstreben« ermutigt dazu, sich auf das zu konzentrieren, was wirklich in kleinen Schritten erreichbar ist.

AB 14 Resilienz-Impuls 5: Aktiv werden
Das Arbeitsblatt ermutigt dazu, kleinste Schritte zu wagen und beispielsweise darauf zu achten Gedankenschleifen oder Grübelmomente aktiv zu unterbrechen – ganz nach dem Motto: Jeder Schritt ist ein Schritt.

AB 15 Resilienz-Impuls 6: Belastungen als Gelegenheit zum inneren Wachstum ansehen
Dieses Arbeitsblatt thematisiert die Möglichkeit neue Werte zu entdecken. Was könnte das innere Wachstum beschreiben?

AB 16 Resilienz-Impuls 7: Ein positives Selbstbild pflegen
Das Arbeitsblatt fordert dazu auf, sich einmal darüber Gedanken zu machen, was man im Leben bereits schon hinbekommen hat. Das Vertrauen in die eigene Selbstwirksamkeit stärkt die zukünftige Selbstwirksamkeitserwartung und somit auch die Resilienz.

AB 17 Resilienz-Impuls 8: Eine breitere Perspektive behalten
Was könnte die Hoffnung unterstützen, auf das »Licht am Ende des Tunnels« zu vertrauen? Gibt es Menschen, denen dies gelungen ist?

AB 18 Resilienz-Impuls 9: Optimistisch und hoffnungsvoll bleiben
Das Arbeitsblatt inspiriert dazu, sich vorzustellen, was man will, anstatt sich Gedanken darüber zu machen, was man befürchtet.

AB 19 Resilienz-Impuls 10: Für sich sorgen
Zeiten der Trauer sind oft anstrengend, daher wird auf diesem Arbeitsblatt dazu angeregt, sich damit zu beschäftigen, was den Akku wieder füllt, und sich darüber klar zu werden, welche Energie-»Zapfsäulen« auch im Alltag zum Auftanken da sind.

AB 20 Resilienz-Impuls +Joker: Neue Wege ausprobieren
Der Joker kann dazu einladen, eigene individuelle Wege zur Resilienzstärkung neu zu entdecken: Manche Menschen schreiben ein Trauer-Tagebuch oder entwickeln wohltuende Rituale.

INFO 14 Selbstwirksamkeit und Trauer
Auf diesem Informationsblatt werden verschiedene Aspekte der Selbstwirksamkeit thematisiert. Betont wird dabei die Bedeutung der individuellen und sozialen Bezugssysteme für das Erleben von Selbstwirksamkeit, die zu einer konstruktiven Trauerbewältigung beitragen.

AB 21 Paare und Trauer
Das Arbeitsblatt regt die Beschäftigung mit der Paarkommunikation an.

INFO 15 Dankbarkeit
Das Informationsblatt beschreibt den Zusammenhang zwischen Dankbarkeitspraxis, Resilienz und posttraumatischem Wachstum durch die Integration von Trauererfahrungen. Die folgenden Arbeitsblätter geben beispielhafte Anregungen für resilienzstärkende Dankbarkeitsinterventionen.

AB 22 Dankbarkeitsbiografie
Auf dem Arbeitsblatt wird die Beschäftigung mit eigenen Dankbarkeitserfahrungen angeregt.

AB 23 Dankbarkeitsliste
Dieses Arbeitsblatt regt dazu an auszuwählen, welchen Menschen, auch bereits verstorbenen Menschen man Dank aussprechen möchte.

AB 24 Dankbarkeitsbrief erhalten: 10-Minuten-Schreibübung
Dieses Arbeitsblatt beinhaltet eine Anleitung nach Doris Dörrie (2019) für eine 10-Minuten-Schreibübung.

AB 25 Flow und Trauer
Zuerst werden die Hauptkomponenten des Flow-Erlebens beschrieben. Danach können Betroffene eigene Flow-Erfahrungen im Umgang mit Trauer erkunden.

INFO 16 Das IKIGAI-Modell
Das Informationsblatt beschreibt IKIGAI, ein uraltes Wertesystem der japanischen Lebenskunst.

AB 26 Die fünf Säulen des Ikigai
Das Arbeitsblatt bietet eine Anregung, die fünf Säulen des Ikigai auf den eigenen Trauerprozess anzuwenden.

INFO 17 Das KRISEN-ABC Trauer
Auf dem Informationsblatt wird das KRISEN-ABC beschrieben, wobei jeder Buchstabe als Checkliste zur Krisenbewältigung genutzt werden kann.

AB 27 Das KRISEN-ABC-Trauer-Toolkit
Das Arbeitsblatt lädt dazu ein, sich ein eigenes KRISEN-ABC-Toolkit zusammenzustellen.

AB 28 Selbstwirksamkeit stärken mit dem TRUST-Protokoll – Trauer
Die Arbeit mit dem TRUST-Protokoll – Trauer zielt darauf, sich frühere Selbstwirksamkeitserfahrungen für den gegenwärtigen Trauerprozess nutzbar zu machen.

AB 29 Das Grübelstopp-ABC
Das Grübelstopp-ABC zeigt Möglichkeiten auf, Grübelschleifen zu unterbrechen.

AB 30 Checkliste Grübelhygiene
Diese Checkliste beinhaltet unterschiedliche Übungen zur Grübelhygiene.

AB 31 Gelungene und schwierige Abschiedserfahrungen
Dieses Arbeitsblatt lädt zur Reflexion bisheriger Abschiedserfahrungen ein.

AB 32 Fragenkatalog Trauerzeit
Dieser Fragenkatalog regt zur Reflexion eigener Trauerzeiten an.

AB 33 Fragenkatalog Beerdigung
Die Fragen beziehen sich auf individuelle Erfahrungen mit Beerdigungen.

AB 34 Imagination: Meine sichere Trauerbank
Dieses Arbeitsblatt regt dazu an, sich mit früheren haltgebenden Beziehungen und Begegnungen zu beschäftigen. Es geht dabei darum, diese Momente intensiv zu spüren. Dazu gibt es eine konkrete Instruktion.

AB 35 Meine kreative Trauerbank
Auf diesem Arbeitsblatt wird Bezug auf ein Kunstprojekt mit Bänken genommen. Es regt dazu an, eine Vorstellung für eine persönliche kreative Trauerbank zu entwickeln.

AB 36 Meine Wünsche für die nächste Zeit
Die Beschäftigung mit eigenen Wünschen kann zu einer Insel der Hoffnung werden.

AB 37 Plan für Aufgaben und Wünsche
Das Arbeitsblatt fordert dazu auf, nach dem SMART-Modell kurz-, mittel- und langfristige Ziele zu benennen.

AB 38 Sieben Zutaten, die zusammenpassen
Das Arbeitsblatt kann kreative Assoziationen bei der Suche nach sieben nährenden und stärkenden Elementen für die Trauerbewältigung anregen.

INFO 18 Trauer von Kindern und Jugendlichen
Das Informationsblatt geht auf Trauerprozesse von Kindern und Jugendlichen ein.

AB 39 Stein-Ritual mit dem »Wir-schaffen-das-König«
Das Arbeitsblatt zeigt das Beispiel einer kreativen Trauerbewältigung mit Kindern.

AB 40 Zeit-Inseln für Achtsamkeit und Selbstreflexion
Das Arbeitsblatt ermutigt dazu, sich Zeit-Inseln für die Trauer zu schaffen.

INFO 19 Der Punkt der Entscheidung
Das Informationsblatt stellt eine Intervention aus der Akzeptanz- und Commitmenttherapie vor, die zur Wahl zwischen Handlungsentscheidungen anregt.

AB 41 ACT-Kontakt mit dem jetzigen Moment – Im Hier und Jetzt sein
Dieses Arbeitsblatt sensibilisiert dafür, dem gegenwärtigen Moment mehr Aufmerksamkeit zu schenken.

AB 42 ACT-Akzeptanz – Sich öffnen
Auch unerwünschte Erfahrungen zuzulassen, thematisiert dieses Arbeitsblatt.

AB 43 ACT-Engagiertes Handeln – Tun, was wichtig ist
Auf diesem Arbeitsblatt wird dazu angeregt, Prioritäten zu setzen und Ziele zu definieren.

AB 44 ACT-Defusion – Gedanken beobachten
Das Arbeitsblatt stellt die Möglichkeit vor, die eigenen Gedanken aus der Beobachter:innen-Perspektive wahrzunehmen.

AB 45 ACT-Selbst als Kontext – Das wahrnehmende Selbst
Das Arbeitsblatt lädt dazu ein, den eigenen Freiraum für individuelles Trauerverhalten zu entdecken und zu nutzen.

AB 46 ACT-Werte – Wissen was zählt
Dieses Arbeitsblatt lädt dazu ein, sich mit Sinnfragen und den eigenen Werten zu beschäftigen.

AB 47 ACT-Impuls: Jahrestage, Feiertage oder andere Tage, die Trigger für Trauer sind
Auf diesem Arbeitsblatt werden die drei »C«s zur Krisenbewältigung vorgestellt.

AB 48 Baum-Imagination
Bäume sind in vielerlei Hinsicht Beispiele für Resilienz. Eine konkrete Instruktion regt zur Aktivierung der stärkenden Kraft von Bäumen an.

AB 49 Imagination Wolken und Regenbogen
Die Instruktion auf diesem Arbeitsblatt lädt dazu ein, auch eigene Gedanken mit den Wolken ziehen zu lassen. Diese Imagination eignet sich zur Entlastung und Entspannung.

Bilaterale Stimulation (BLS)

Die Bilaterale Stimulation (BLS) ist ein zentrales Element aus der Traumabearbeitung mit EMDR (Eye Movement Desensitisation and Reprocessing; Shapiro, 2001). Die Bilaterale Stimulation hat offenbar spezifische Wirkungen bei der Verarbeitung traumatischer und belastender Erlebnisse. Wie schon im Namen von EMDR genannt, soll durch horizontale Augenbewegungen das Informationsverarbeitungssystem aktiviert, Blockaden aufgelöst und die Integration des Erlebten erleichtert werden.

Worauf diese Wirkung letztlich beruht, ist noch nicht geklärt. Es gibt dafür unterschiedliche Hypothesen (Landin-Romero et al., 2018). Durch die abwechselnde Stimulation der rechten und linken Hirnhälfte könnte eine Synchronisation der Hemisphären erleichtert werden, es könnten assoziative Prozesse wie im Traumschlaf (Rapid-Eye-Movement- (REM-)Schlaf), der offensichtlich auch der Verarbeitung und Integration (belastender) Erlebnisse und der Konsolidierung von Erinnerungen dient, angestoßen werden. Auch im REM-Schlaf bewegen sich die Augen schnell unter den geschlossenen Lidern und es laufen innerhalb von Sekunden oder Minuten ganze »Filme« ab, mit entsprechenden Gefühlen, Körperempfindungen, Gedanken etc. Im Traumschlaf ist die Amygdala besonders aktiv, wahrscheinlich kommt es dabei zur Integration emotionaler und auch belastender Erlebnisse. Andere Erklärungen beziehen sich auf eine durch die bilaterale Stimulation ausgelöste Orientierungsreaktion oder beziehen sich auf die Wirkung rhythmischer Stimulation, etwa der beruhigenden Wirkung des Herzschlags der Mutter für das ungeborene Kind. Andere Erklärungen postulieren schlicht eine Ablenkung durch den doppelten Aufmerksamkeitsfokus während der Konfrontation mit der traumatischen Erinnerung. Die Begrenztheit des Arbeitsgedächtnisses und die dadurch bedingte Herunterregulierung des Angst-Systems ist eine weitere Hypothese.

Mithilfe der BLS sollen letztlich dysfunktionale Prozesse der Informationsverarbeitung modifiziert werden, um damit die Funktionsfähigkeit in der Gegenwart zu stärken.

Die BLS erfolgt im EMDR nicht nur durch Augenbewegungen, sondern kann durch auditive Signale (alternierende Rechts-links-Töne über Kopfhörer) oder durch taktile Stimulation erfolgen. Dabei wird alternierend auf die Knie der Patient:innen geklopft oder mit vibrierenden »Pulsern«, die die Patient:innen in der Hand halten, bilateral stimuliert.

BLS zur Ressourcenstärkung und Resilienzförderung

Die Anwendung der BLS hat sich neben der Traumabearbeitung besonders auch zur Ressourcenstärkung und Resilienzförderung bewährt (Parnell, 2007, 2008). Wenn, beispielsweise bei einer Imaginationsübung wie dem Wohlfühlort, sich jemand in einem Ressourcen-State befindet, kann die zusätzliche Anwendung der BLS diesen Ressourcen-State noch intensivieren und auf mehreren Ebenen (z. B. Emotionen, Körperempfindungen, Bilder) »verankern«.

Zur Ressourcenstärkung können Patient:innen die BLS auch selbst ausführen, etwa durch das abwechselnde Klopfen auf die Oberschenkel oder aber auf die Oberarme mit gekreuzten Armen, den sog. Schmetterlingsumarmungen (butterfly hugs). Das hat den Vorteil, dass sie dies im Alltag selbstständig anwenden können, wodurch auch das Selbstwirksamkeitserleben gestärkt wird.

In der Praxis hat sich gezeigt, dass die BLS allein für viele Patient:innen einen beruhigenden Effekt haben kann, den sie in angstbesetzten Situationen zur Selbstberuhigung nutzen. Allerdings sollte die BLS zur Ressourcenstärkung und Selbstberuhigung nur so lange ausgeführt werden, wie es sich positiv anfühlt bzw. noch positiver wird und nicht »Traumanetzwerke« aktiviert werden.

AB 3 • P

Resilienzstrategien im Alltag

Trauer- und Verlusterfahrungen können auch im Alltag Gefühle und neue Perspektiven, die vorher nicht wahrgenommen oder deren Bedeutung nicht gespürt wurden, spürbar machen. Oft ist es so, dass durch intensive Verlusterfahrungen auf einmal neue Gefühle und Erinnerungen auftauchen, die im »normalen« Alltag untergegangen waren. So kann es auch überraschend sein zu spüren, dass plötzlich Momente erinnert werden, die vor der Verlusterfahrung nicht bewusst wahrgenommen worden sind. Angesichts des Verlusts wird oftmals die Verbundenheit mit wertvollen Erfahrungen intensiver erlebt, erinnert und wertgeschätzt. Selbstverständlich können solche Momente auch das reale Fehlen des Menschen im Alltag spürbarer machen und das verstärkte Erleben von Verlustschmerzen bewirken. In solchen Momenten sind selbst beeinflussbare tröstende Resilienzstrategien empfehlenswert.

Auf diesem Arbeitsblatt haben Sie Gelegenheit, sich damit zu beschäftigen, was Sie in Ihrem Alltag an resilienzförderlichem Verhalten selbst beeinflussen können (z. B. gesunder Lebensstil, ausreichend Schlaf, Bewegung in der Natur, soziale Kontakte pflegen, Akzeptanz von Trauergefühlen …).

Was fällt Ihnen spontan ein, was gut läuft?

....

....

Was fällt Ihnen spontan ein, was nicht so gut läuft?

....

....

Welche Resilienz-Zeit-Insel könnten Sie zusätzlich in Ihrem Alltag einplanen?

....

....

Gibt es in Ihrer Wohnung einen Resilienz-Platz, der Ihnen guttut?

....

....

Gibt es einen Gegenstand oder ein Symbol in Ihrer Wohnung, das Ihnen als Metapher für Resilienz einfällt?

....

....

INFO 11 • T

Ambiguitätstoleranz

Pauline Boss (2008) hat in ihrem Buch Trauma, Verlust und Resilienz ein Modell für den Umgang mit uneindeutigen Verlusten entwickelt. Sie unterscheidet dazu in ihrer Theorie zu mehrdeutigen Verlusten zwischen Ambivalenz und Ambiguität.

Ambiguität bedeutet fehlende Klarheit, z. B. das Weiterleben mit dem Suizid eines nahen Angehörigen. Es kann sein, dass es nie eine Klarheit oder Gewissheit darüber geben wird, warum sich jemand suizidiert hat. Diese Person ist zwar physisch nicht mehr anwesend, aber bleibt psychologisch weiterhin lebendig im Bewusstsein der Hinterbliebenen. Diese Mehrdeutigkeit im Erleben erfordert ein Umlernen.

Boss empfiehlt für das Erlernen von Ambiguitätstoleranz folgende Schritte:
- ▶ dem Verlust einen Sinn zuschreiben
- ▶ das Gefühl der Beherrschbarkeit relativieren
- ▶ die eigene Identität neu definieren
- ▶ Ambivalenz als etwas Normales begreifen
- ▶ individuelle Bindungserfahrungen der Realität anpassen
- ▶ die Hoffnung stärken, mit der Lebensveränderung zurechtzukommen
- ▶ mithilfe von Interventionen lernen, die eigene Ambiguitätstoleranz zu entwickeln

Ambivalenz bedeutet hingegen, ein Nebeneinander sich widersprechender Gefühle, z. B. Liebe und Hass oder Verbundenheit und Wut. Das Ziel ist es zu lernen, das Wissen um Ambiguität von dem Fühlen von Ambivalenz zu unterscheiden, um eigene Bewältigungsprozesse für den weiteren Umgang mit dem Verlust zu ermöglichen. Das Leben mit existenziellen Verlusterfahrungen erfordert eine Anpassung an die neue Lebenswirklichkeit und dazu zählt für Boss (2022) auch die aktive Entwicklung von neuen Identitäten.

»Resilient sein heißt lernen, mit unbeantworteten Fragen zu leben« (Boss, 2008, S. 85).

AB 4 • P

Ambiguitätstoleranz entwickeln

Der Begriff »Ambiguität« bedeutet Mehrdeutigkeit.

Das Erlernen von Ambiguitätstoleranz, also das Leben mit Ungewissheiten bzw. unbeantwortbaren Fragen oder das Leben mit etwas, was man eigentlich im Leben nicht haben wollte (wie bspw. eine Trennung oder der Tod eines geliebten Menschen), kann durch folgende Schritte unterstützt werden:

(1) dem Verlust einen Sinn zuschreiben
(2) das Gefühl der Beherrschbarkeit relativieren
(3) die eigene Identität neu definieren
(4) Ambivalenz als etwas Normales begreifen
(5) individuelle Bindungserfahrungen der Realität anpassen
(6) die Hoffnung stärken, mit der Lebensveränderung zurechtzukommen
(7) mithilfe von Interventionen lernen, die eigene Ambiguitätstoleranz zu entwickeln

Welchen dieser exemplarisch genannten sieben Schritte könnten Sie am ehesten nutzen, um Ihr Erleben der Trauer zu unterstützen?

Vielleicht haben Sie in Ihrem bisherigen Leben bereits Erfahrungen gesammelt, die Ihre Unsicherheitstoleranz vergrößert hat?

Nehmen Sie sich für die Beantwortung dieser Fragen etwas Zeit und notieren Sie einige Gedanken, Fragen oder Antworten dazu auf diesem Arbeitsblatt.

Welchen Schritt, welche Schritte kann ich wagen, um meine Ambiguitätstoleranz zu erweitern?

▶ ....

▶ ....

Welche Erfahrungen fallen mir ein, die meine Unsicherheitstoleranz im Leben vergrößert haben?

▶ ....

▶ ....

Was fällt mir sonst noch dazu ein?

▶ ....

▶ ....

Biografischer Blick auf Verluste

Der Rückblick auf Ihr bisheriges Leben kann Ihnen helfen, eine weitere Perspektive zu dem aktuellen Verlust zu bekommen. Vielleicht bemerken Sie dabei, dass Sie in Ihrem Leben bereits einige Verlusterfahrungen erlebt haben. Versuchen Sie bitte, wie mit einem Scheinwerfer jedes Lebensjahrzehnt zu beleuchten. Notieren Sie jeweils einige Stichworte zu den spontan erinnerten Verlusterfahrungen. Falls Sie noch nicht so alt sind wie in den angegebenen Jahrzehnten, könnten Sie Ihre Vorstellungen über zukünftige Verlusterfahrungen in den jeweiligen Feldern notieren.

Alter / Lebensjahre	Welche Verluste erinnern Sie spontan?	Was hat Sie getröstet? Was hat Ihnen geholfen?	Was hat gefehlt? Was hätten Sie gebraucht?
Bis zum 25. Lebensjahr			
Bis zum 40. Lebensjahr			
Bis zum 60. Lebensjahr			
Ab dem 60. Lebensjahr			

Biografischer Blick auf Verluste

Fragen zu Ihrem biografischen Blick auf persönlich bedeutsame Verluste
Notieren Sie bitte spontan einige Stichworte zu jeder Frage.

(1) Was könnte Ihnen in Ihrer gegenwärtigen Situation helfen?

▶ ....

▶ ....

▶ ....

(2) Was wissen Sie heute?

▶ ....

▶ ....

▶ ....

(3) Welche Verhaltensweisen könnten Ihr Lebensgefühl im Umgang mit der Trauer unterstützen?

▶ ....

▶ ....

▶ ....

(4) Was hat Ihre Resilienz beeinflusst, was hat Sie gestärkt, was hat Sie nachhaltig verunsichert?

▶ ....

▶ ....

▶ ....

(5) Den biografischen Blick auf Ihre Verluste könnten Sie wie ein Archiv Ihrer Verluste betrachten, das Sie ermutigen könnte, Ihre Trauergefühle zu leben. Was fällt Ihnen dazu ein?

▶ ....

▶ ....

▶ ....

Verlustorientierte und Wiederherstellungsorientierte individuelle Trauerthemen

Dieses Arbeitsblatt soll Sie in Ihrem Trauerprozess unterstützen. Es kann dabei hilfreich sein, zwischen verlustorientierten und wiederherstellungsorientierten Elementen der Trauerbewältigung zu unterscheiden. Existenzielle Verluste irritieren und verunsichern das eigene Leben in vielerlei Hinsicht und es braucht kurz-, mittel- und langfristige Anpassungsprozesse.

In dem *Dualen Prozessmodell der Trauerbewältigung* wird vorgeschlagen, den eigenen Trauerweg als eine Art Zick-Zack-Kurs zwischen Prozessen der Verlustbewältigung und Prozessen der Zukunftsorientierung (Wiederherstellungsorientierung) zu gestalten. Beide Bereiche sollten möglichst gleichwertig im Alltag berücksichtigt werden. Das Schema des Modells veranschaulicht die vielen Ebenen, die dazu hilfreich sein können.

Sie können einmal mithilfe dieser Unterscheidung von verlust- und / oder zukunftsorientierten Strategien spüren, auf welcher Seite Sie wann in Ihrem Alltag »unterwegs« sind und wer oder was Sie unterstützen kann. Dabei können Sie auch darauf achten, was Ihnen jeweils helfen kann, um mit den vielen Belastungen und Herausforderungen klarzukommen.

In dem Modell wird auch auf weitere Aspekte hingewiesen, die Einfluss auf diese Prozesse haben:

- familiäre und soziale Beziehungen
- Art des Verlusts
- Kultur mit Werten, Normen, Gebräuchen oder Sitten
- Personen der sog. zweiten Reihe

Was kann Ihnen auf der persönlich-individuellen familiären, sozialen oder kulturellen Ebene bei der Akzeptanz Ihres Verlusts helfen?

....

....

Welche Aspekte, die in dem Modell genannt werden, sind bisher zu kurz gekommen?

....

....

Was fällt Ihnen darüber hinaus noch auf?

....

....

Dies ist eine erste Stichwortsammlung, die sich immer wieder anpassen lässt und anhand anderer Arbeitsblätter genauer betrachtet werden kann.

AB 7 • P

Wunsch-Checkliste zur Unterstützung in meinem Trauerprozess

Diese Wunsch-Checkliste nennt einige Beispiele von hilfreichem Verhalten anderer Personen, das anderen Trauernden in bestimmten Situationen gutgetan hat. Bitte wählen Sie diejenigen davon aus, die Sie ansprechen, und überlegen Sie sich, welche Person(en) aus Ihrem näheren Umfeld davon etwas für Sie oder mit Ihnen tun kann.

▶ Unterstützung bei der Gestaltung der Beerdigung und / oder der Trauerfeier
▶ Hilfe bei schriftlichen oder behördlichen Angelegenheiten
▶ mir zuhören, wenn ich über meine verstorbene Person reden möchte
▶ mich tröstend umarmen
▶ mich fragen, welche Unterstützung ich brauche
▶ mir beim Umgang mit den persönlichen Dingen des geliebten Menschen helfen
▶ mich zu Terminen begleiten bzw. fahren
▶ mir helfen, über etwas anderes nachzudenken
▶ mit mir Auszeiten von der Trauer verbringen
▶ mich ermutigen, etwas Neues auszuprobieren
▶ mich trotz allem zum Lachen bringen
▶ mir zeigen, dass sie Verständnis für mich haben
▶ Unterstützung im Haushalt anbieten
▶ Hilfe bei der Gartenarbeit anbieten
▶ mir Zeit schenken
▶ sich mit mir verabreden
▶ für mich kochen
▶ für mich einkaufen
▶ mit mir ins Kino gehen
▶ mit mir in ein Café oder in ein Restaurant gehen
▶ gemeinsam eine Ausstellung besuchen
▶ meine Tränen aushalten
▶ mich ermutigen
▶ mich um einen Gefallen bitten
▶ gemeinsame Freizeitaktivitäten
▶ Ich möchte um Hilfe bitten können.
▶ mit mir einen Wellness-Tag verbringen
▶ einen gemeinsamen Spaziergang unternehmen

Trauerrituale

»Über Jahrhunderte hinweg haben Menschen versucht, den Tod zu begreifen. Letztendlich haben sie Rituale gefunden, die es ihnen ermöglicht haben, besser mit ihrer Trauer umzugehen … Es ist Ihre Trauerarbeit, es ist Ihr Weg. Und Sie gestalten ihn für sich und somit gibt es hier auch kein Richtig und kein Falsch« (Deutsche Friedhofsgesellschaft, 2023).

Hier einige Beispiele von Trauerritualen:

- die verstorbene Person noch einmal anschauen
- ein Foto von dem verstorbenen Menschen machen
- Gestalten der Trauerfeier
- Blumenschmuck zur Trauerfeier auswählen
- dem verstorbenen Menschen einen persönlichen Gruß mit in den Sarg legen
- Gedanken für eine Trauerrede aufschreiben
- eine Kerze anzünden
- einen Dankbarkeitsbrief verfassen und ggf. mit in den Sarg geben
- Zeit-Inseln im Alltag für die Begegnung mit dem verstorbenen Menschen gestalten
- eine Traueranzeige verfassen
- Jahrestag des Todes, Geburtstag oder Uhrzeit des Todes bewusst wahrnehmen und gestalten
- den Tisch für die verstorbene Person mitdecken
- Wünsche der verstorbenen Person beachten
  Beispielsweise hat der Politiker Wolfgang Schäuble am 24.12.2023 (2 Tage vor seinem Tod) noch am Weihnachtsgottesdienst teilgenommen und dort das Lied *Oh du fröhliche* gesungen. Er hat sich dieses Lied dann auch für seine Trauerfeier zur Beerdigung gewünscht.
- kulturspezifische Trauerrituale

Auch die interdisziplinäre Auseinandersetzung mit dem Thema Tod und Sterben wird international in vielen wissenschaftlichen Disziplinen diskutiert. Erstmals fand unter dem Titel »transmortale« am 6. Februar 2010 ein Workshop an der Universität Hamburg statt, um die vielseitigen und vielschichtigen Forschungsansätze zum Thema Sterben, Tod und Trauer zu verknüpfen. Die weiteren Veranstaltungen »transmortale« haben in einem erweiterten Rahmen als Tagung und Workshop im Museum für Sepulkralkultur in Kassel stattgefunden. Auf der Website des Museums für Sepulkralkultur sind die Programme und Tagungsberichte der früheren transmortale-Veranstaltungen zu finden (Museum für Sepulkralkultur, 2023).

Einige ausgewählte Beispiele von nationalen und internationalen Orten der Trauer oder Gedenkstätten sollen die besondere Kraft von öffentlich zugänglichen Orten für Trauer und den Umgang mit Verlusten und Abschieden veranschaulichen.

- Das *9/11 Memorial* am Ground Zero in New York ist als Gedenkstätte für die Opfer der Terroranschläge auf das World Trade Center im Jahr 2001 öffentlich zugängig.
  Es wird hier auch der Opfer des Bombenanschlags auf das World Trade Center am 26. Februar 1993 gedacht. Bei den Terroranschlägen auf das World Trade Center am 11. September 2001 sind 2983 Menschen ums Leben gekommen. Die Namen und Geburtstage aller Opfer sind in die bronzenen Ränder der beiden riesigen Wasserbassins eingraviert. Die beiden Becken befinden sich genau dort, wo einst die Zwillingstürme des Hochhauskomplexes waren. Neu gepflanzte Bäume umgeben die Becken. Einer dieser Bäume nennt sich »Survival Tree« (Überlebensbaum) – es ist der einzige

Baum, der diesen Tag in wundersamer Weise überlebt hat. Der Baum wurde im Oktober 2001 von Rettungskräften entdeckt, hatte aber abgebrochene Wurzeln und Äste, er war stark beschädigt. Nach einer sorgfältigen Restaurierung wurde der Baum 2010 zur Gedenkstätte zurückgebracht. Heute steht der Baum als lebende Erinnerung für Resilienz, Überleben und Wiedergeburt. Info: https://www.newyorkcity.de/9-11-memorial-am-ground-zero/

- Das *Holocaust-Denkmal* in Berlin befindet sich an zentraler Stelle in der Nähe vom Brandenburger Tor. Diese Gedenkstätte soll an die sechs Millionen jüdischen Opfer des Holocaust erinnern. Das Denkmal für die ermordeten Juden Europas besteht aus einem Stelenfeld aus Betonblöcken und einer Ausstellung unterhalb des Holocaust Denkmals – dem »Ort der Information«. Info: https://www.holocaust-denkmal-berlin.de/
- Das *Museum für Sepulkralkultur* ist ein Ort der Information und Begegnung mit kulturhistorischen Hintergründen und Veränderungen im Kontext von Sterben, Tod, Bestattung, Trauer und Gedenken. Es werden außerdem aktuelle Entwicklungen sowie zeitgenössische künstlerische Werke, die den Blick auf Sterben und Tod thematisieren, dokumentiert. Sonderausstellungen und Workshops zeigen den Umgang mit dem Tod, Bestattungsbräuche verschiedener Religionen und Kulturen in Deutschland und weltweit. Info: https://museen.de/museum-fuer-sepulkralkultur-kassel.html
- *FriedWald / Waldbestattung / Ruhewald* sind einige Bezeichnungen für die Möglichkeit, sich als Alternative zum klassischen Friedhof in Deutschland in der Natur unter einem Baum beisetzen zu lassen. Info: https://www.friedwald.de/ oder https://ruhewald.de/
- Die Bestattung in der Natur kann auch vor dem Tod geplant werden und beispielsweise in Form von Baumpatenschaften auch Familien oder Gruppen von Menschen an einem Ort bereits zu Lebzeiten ermöglichen, diesen Ort zu besuchen und Geburtstage oder andere Gedenktage dort zu gestalten.
- *Trauerrituale in Mexiko*. Bereits in vorkolonialen Zeiten feierten die Einwohner von Mexiko einmal jährlich den Tag der Toten, heute »Dia de los Muertos« genannt. In Mexiko gibt es den Glauben, dass in der Nacht vom 31. Oktober auf den 1. November (Allerheiligen) bis zum 2. November (Allerseelen) die Seelen der Verstorbenen die Lebenden besuchen. Aus diesem Grund verkleiden sich an manchen Orten Kinder und Erwachsene als Skelette und überall auf den Straßen stehen kleine Altäre, um die Verstorbenen zu ehren und zu feiern. Der Tag der Toten ist ein farbenprächtiges Volksfest. Blumen, Essen und Musik gehören überall zu diesem Tag. Info: https://de.wikipedia.org/wiki/Tag_der_Toten

Alle Kulturen weltweit haben sehr unterschiedliche Rituale für den Umgang mit der eigenen Vergänglichkeit und mit dem Tod von lieben Menschen. Allein in Deutschland gibt es nach Regionen unterschiedliche Traditionen für den Umgang mit Tod und Sterben und darüber hinaus noch große Unterschiede zwischen ländlichen und städtischen Gebieten.

Auf dem **AB 8** »Meine Blume der Trauer« haben Sie Gelegenheit, eigene Erfahrungen in Stichworten mit öffentlichen und privaten Ritualen näher zu betrachten.

Meine Blume der Trauer

Auf diesem Arbeitsblatt haben Sie Gelegenheit, Ihre Wünsche oder eigenen Erfahrungen zum Thema Trauerrituale in Stichworten zu notieren. Die Trauer-Blume lädt dazu ein, Ideen zu sammeln, welche Rituale Sie wann und vielleicht auch mit wem praktizieren möchten. Vielleicht haben Sie auch Lust, die Blume farbig auszumalen. Sie könnten den Boden der Blume als Ihr Fundament Ihrer Trauer beschreiben: Was brauchen Sie an Ritualen, die Ihnen Stabilität und Orientierung geben können? Genauso könnten Sie auch noch die Umgebung der Blume ausgestalten.

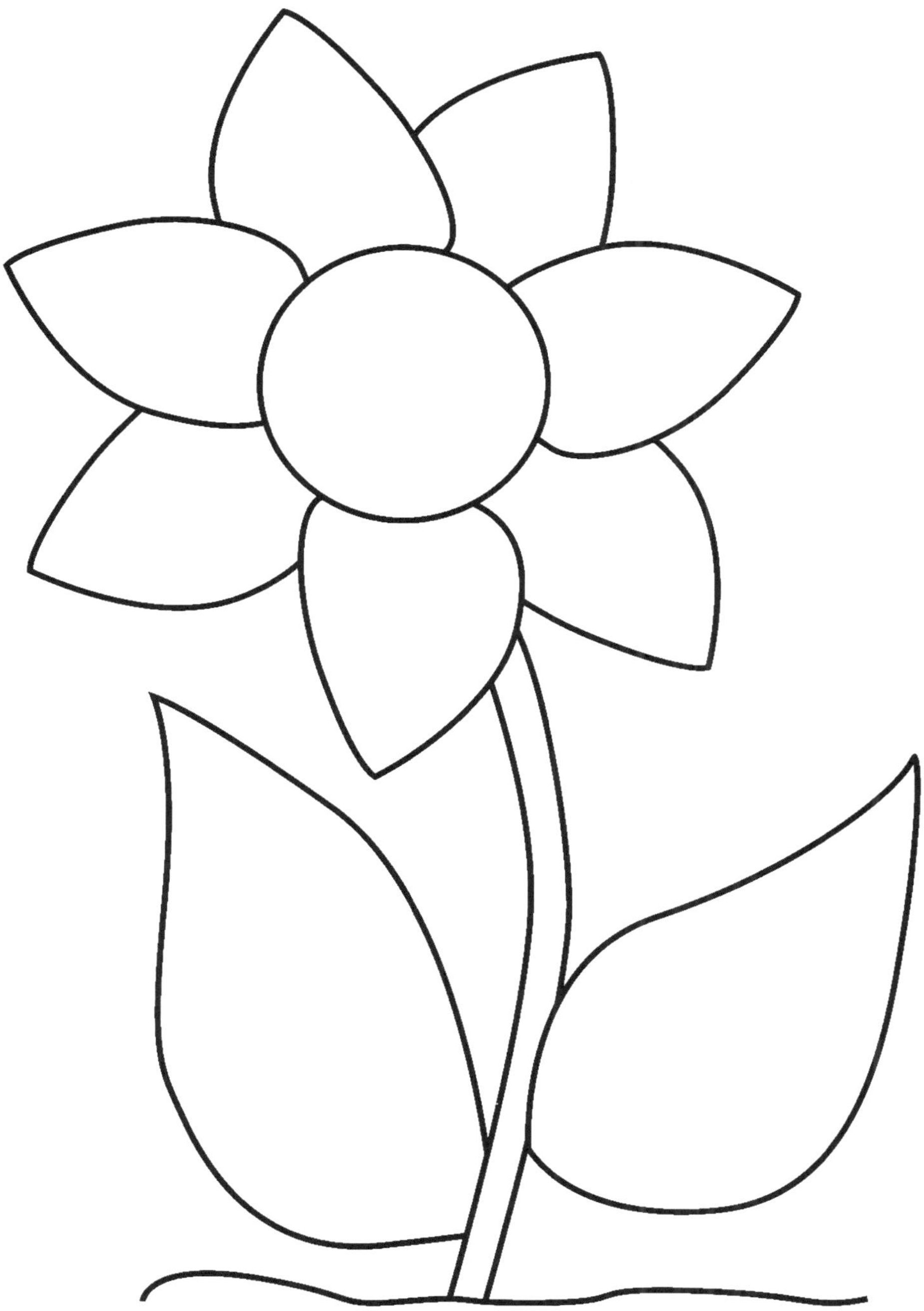

AB 9 • T

Imagination Heilsames Licht

Die Aktivierung von »heilsamem Licht« wird in vielen Kontexten praktiziert. Besonders auch in der Trauma- und der Schmerztherapie. Es gibt sehr unterschiedliche Instruktionen dazu, die auch unterschiedlich lange die Beschäftigung mit Licht anregen, das imaginativ in den Körper hineinströmen soll. In der Schmerztherapie wird das heilsame Licht in der Vorstellung zu bestimmten Stellen im Körper »geschickt«, um körperliches Schmerzerleben zu verändern und aufzulösen. In der Traumatherapie können Imaginationen und besonders auch die Lichtstromübung dazu beitragen, dass Körpererinnerungen, die im Zusammenhang mit traumatischen Erlebnissen entstanden sind, sich verändern können (Reddemann, 2001).

Im Kontext von Trauer und anderen existenziellen Belastungen, wie z. B. auch bei körperlichen Erkrankungen, kann die imaginative Beschäftigung mit wohltuendem und heilsamem Licht eine beruhigende und stärkende Wirkung entfalten. Mit der Imagination »Heilsames Licht« steht belasteten Menschen eine einfache Entspannungsübung zur Verfügung, die unmittelbar wohltuende Körpererfahrungen auslösen kann.

Die folgende Instruktion lädt zu einer leicht anwendbaren Version der Lichtstrom-Übung ein. Die Imagination »Heilsames Licht« sollte möglichst von Beginn an in einem therapeutischen Setting zur Anwendung kommen, um belasteten Menschen ein einfaches Mittel zur Selbstberuhigung mit auf den weiteren Weg zu geben. Die Übung kann, auch nur sehr kurz (2–4 Minuten) angewandt, z. B. am Schluss einer Therapiesitzung, einen Shift zu belastenden Themen ermöglichen.

Instruktion

»Diese Übung ist kurz, aber wirksam. Dazu möchte ich Sie bitten, sich bequem hinzusetzen und wenn möglich schließen Sie Ihre Augen oder schauen Sie einfach auf einen Punkt vor sich und neigen Sie Ihren Kopf dabei etwas nach unten … Stellen Sie sich dann eine für Sie angenehme Farbe vor, die für Sie wohltuend und heilsam ist … es können auch mehrere Farben sein … In einem nächsten Schritt stellen Sie sich dann vor, dass ein Licht in dieser wohltuenden, vielleicht auch heilsamen Farbe von oben über Ihren Kopf in Ihren ganzen Körper hineinströmt … Sie können das Licht in der heilsamen Farbe überall in Ihrem Körper hinschicken … Manchmal ändern sich die Farben … manchmal auch nicht … Je mehr Licht Sie in dieser mit Heilung verbundenen Farbe verbrauchen, umso mehr ist für Sie da … Genießen Sie die wohltuende Wirkung … Wenn Sie möchten, können Sie das Licht in der für Sie heilsamen Farbe auch zu bestimmten Stellen in Ihrem Körper schicken … Spüren Sie, wie wohltuend das sein kann, und wenn Sie möchten, lächeln Sie dabei … In einem nächsten Schritt können Sie sich auch vorstellen, wie unter einer Lichtdusche zu stehen … und Sie spüren, wie angenehm es ist, von heilsamem Licht in der für Sie angenehmen Farbe umströmt zu sein … Genießen Sie diesen Moment noch eine Weile … Und dann geht die Übung wieder zu Ende … und Sie kommen mit Ihrer Aufmerksamkeit hier her zurück, öffnen Ihre Augen, räkeln und strecken sich ein wenig und sind dann ganz erfrischt wieder da.«

Zum Abschluss können Sie anregen, dass von der Übung oder den Farberlebnissen kurz berichtet wird. Der / Die Therapeut:in kann außerdem anregen, auf Farben im Alltag zu achten, die während der Imagination aufgetaucht sind, und ggf. dazu ermutigen, sich mit kleinen Hinweisreizen (Kleidung, Tasse, Blume etc.) in dieser / diesen Farbe(n) im Alltag zu »versorgen«.

Zehn + 1 Impulse zur Resilienz-Stärkung bei Trauer

Die zehn Impulse der »Road to Resilience«, die von der amerikanischen psychologischen Fachgesellschaft postuliert werden, können für die Trauerbewältigung vielseitige hilfreiche Wege aufzeigen (American Psychological Association, 2009). Auf den folgenden Arbeitsblättern zu Resilienz-Impulsen werden die einzelnen Impulse näher beschrieben.

(1) soziale Beziehungen pflegen
(2) Krisen nicht als unüberwindbar ansehen
(3) Veränderungen als Teil des Lebens akzeptieren
(4) eigene Ziele anstreben
(5) aktiv werden
(6) Belastungen als Gelegenheit zum inneren Wachstum ansehen
(7) ein positives Selbstbild pflegen
(8) eine breitere Perspektive behalten
(9) optimistisch und hoffnungsvoll bleiben
(10) für sich sorgen
(11) ein zusätzlicher individueller Impuls: neue Wege ausprobieren

Hinweis: Wenn Sie die Beschäftigung mit den 10 +1 Resilienz-Impulsen anregen, könnten Sie zu Beginn dieser Arbeit jeweils zu jedem Bereich auf einer Skala von 0 (gar nicht) bis 10 (sehr oft) einschätzen lassen, wie sehr dieser Weg, dieser Impuls bereits genutzt wird.

Impuls zur Resilienz-stärkung	**Datum 1:** 0 = gar nicht bis 10 = sehr oft	**Datum 2:** 0 = gar nicht bis 10 = sehr oft	**Datum 3:** 0 = gar nicht bis 10 = sehr oft	**Datum 4:** 0 = gar nicht bis 10 = sehr oft	**Datum 5:** 0 = gar nicht bis 10 = sehr oft
1					
2					
3					
4					
5					
6					
7					
8					
9					
10					
11					
Summe 0 bis 110					

So haben Sie nach einiger Zeit der Anwendung der Arbeitsblätter die Möglichkeit, auch Veränderungen / Fortschritte zu erfragen. Sie können auch dazu ermutigen, bestimmte Wege weiter auszubauen.

AB 10 • P

Resilienz-Impuls 1: Soziale Beziehungen pflegen

Auf diesem Arbeitsblatt können Sie sich mit dem 1. Resilienz-Impuls »Soziale Beziehungen pflegen« beschäftigen.

Beziehungen und Kontakte zu Familienmitgliedern, Freund:innen oder anderen vertrauten Menschen können wichtige Quellen für das Erleben von Verbundenheit sein. Kommunikation auch in stabilen sozialen Netzwerken stärkt die Resilienz. Manche Menschen engagieren sich in Gruppen, religiösen Organisationen oder anderen lokalen Gruppen oder in den sozialen Medien. Allgemein kann soziale Unterstützung geben und annehmen dabei helfen, Hoffnung zurückzugewinnen.

Bitte notieren Sie, mit wem Sie gegenwärtig im Austausch sind:

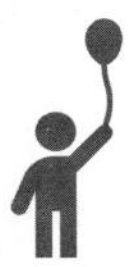

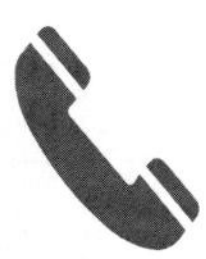

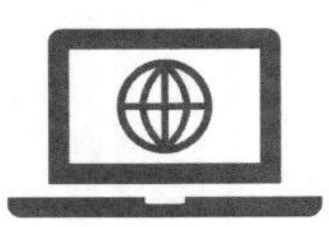

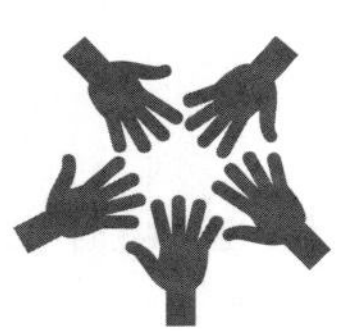

AB 11 • P

Resilienz-Impuls 2: Krisen nicht als unüberwindbar ansehen

Auf diesem Arbeitsblatt können Sie sich mit dem 2. Resilienz-Impuls »Krisen nicht als unüberwindbar ansehen« beschäftigen.

Sie können die Tatsache, dass sehr belastende Ereignisse passieren, nicht ändern, aber Sie können ändern, wie Sie diese Ereignisse interpretieren und darauf reagieren. Versuchen Sie, über die Gegenwart hinaus zu schauen: Wie könnten zukünftige Umstände ein wenig besser sein?

Welche kleinsten Schritte können dabei hilfreich sein?

Resilienz-Impuls 3: Veränderungen als Teil des Lebens akzeptieren

Auf diesem Arbeitsblatt haben Sie Gelegenheit, sich mit dem 3. Resilienz-Impuls »Veränderungen als Teil des Lebens akzeptieren« zu beschäftigen.

Die Akzeptanz von Lebensumständen, die nicht geändert werden können, kann dabei helfen, sich auf Lebensbereiche zu konzentrieren, die Sie ändern können.

Die Verlusterfahrung bleibt, Sie könnten dennoch vielleicht einmal darauf Wert legen, die Puzzle-Teile zu entdecken, die Ihr Leben mit dem Verlust geändert haben. Was ist vielleicht auch neu hinzugekommen? Was hat vielleicht sogar Ihr Leben erweitert?

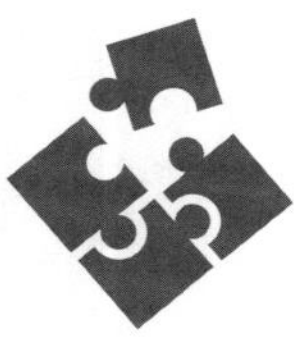

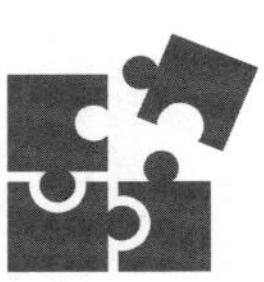

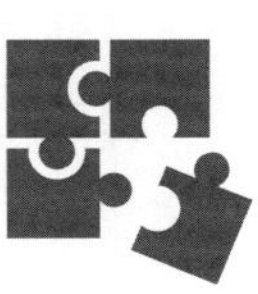

AB 13 • P

Resilienz-Impuls 4: Eigene Ziele anstreben

Dieses Arbeitsblatt zum Resilienz-Impuls 4 »Eigene Ziele anstreben« ist dazu geeignet, sich auf das zu konzentrieren, was Sie wirklich beeinflussen können.

Entwickeln Sie realistische Ziele. Tun Sie regelmäßig etwas – auch wenn es wie eine kleine Errungenschaft erscheint –, das es Ihnen ermöglicht, sich Ihren Zielen zu nähern. Anstatt sich auf Aufgaben zu konzentrieren, die unerreichbar erscheinen, fragen Sie sich: »Was ist eine Sache, von der ich weiß, dass ich sie heute erreichen kann, die mir hilft, in die Richtung zu gehen, in die ich gehen möchte?«

Resilienz-Impuls 5: Aktiv werden

Dieses Arbeitsblatt zum Resilienz-Impuls 5 »Aktiv werden« soll Sie dazu ermutigen, kleinste Schritte zu wagen.

Reagieren Sie so gut wie möglich auf belastende Situationen oder Gedankenschleifen. Ergreifen Sie entschlossene kleine Maßnahmen, anstatt sich vollständig von Problemen und Belastungen überfluten zu lassen oder zu wünschen, dass sie einfach verschwinden würden. Jeder kleinste Schritt ist ein Schritt.

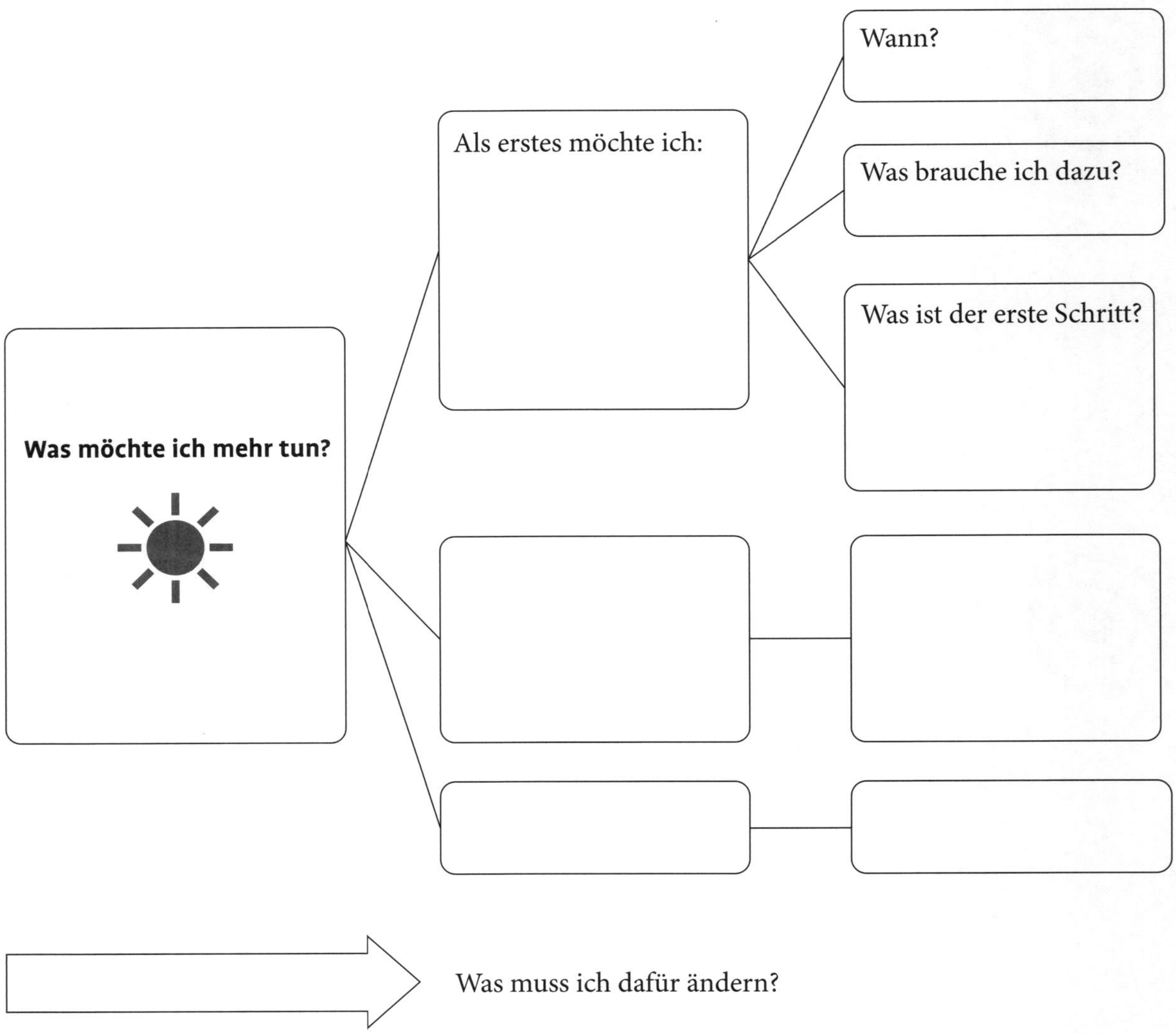

Resilienz-Impuls 6: Belastungen als Gelegenheit zum inneren Wachstum ansehen

Auf diesem Arbeitsblatt haben Sie Gelegenheit, sich mit dem 6. Resilienz-Impuls »Belastungen als Gelegenheit zum inneren Wachstum ansehen« zu beschäftigen.

Suchen Sie nach Gelegenheiten zur Selbstfindung. Menschen lernen oft etwas über sich selbst und stellen möglicherweise fest, dass sie in gewisser Hinsicht als Ergebnis ihres Kampfes mit den Belastungen innerlich gewachsen sind. Viele Menschen, die existenzielle Belastungen erlebt haben, berichten von besseren Beziehungen, einem größeren Gefühl der Stärke, selbst wenn sie sich verletzlicher fühlen, von einem gesteigerten Selbstwertgefühl, einer stärker entwickelten Spiritualität und einer gesteigerten Wertschätzung dem Leben gegenüber.

AB 16 • P

Resilienz-Impuls 7: Ein positives Selbstbild pflegen

Auf diesem Arbeitsblatt können Sie Ideen entwickeln, die zu dem 7. Resilienz-Impuls »Ein positives Selbstbild pflegen« passen.

Entwickeln und pflegen Sie eine positive, wertschätzende Sicht auf sich selbst. Das Entwickeln von Vertrauen in die eigene Fähigkeit, Probleme lösen zu können, und das Vertrauen in die eigene Selbstwirksamkeit hilft dabei, Resilienz aufzubauen. Beschäftigen Sie sich mit der Frage: Was habe ich in meinem Leben schon alles hinbekommen?

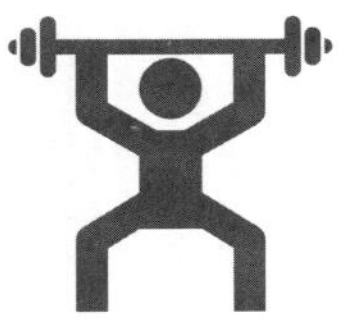

AB 17 • P

Resilienz-Impuls 8: Eine breitere Perspektive behalten

Auf diesem Arbeitsblatt geht es um den 8. Resilienz-Impuls »Eine breitere Perspektive behalten«

Manchmal ist es schwer darauf zu vertrauen, dass es das »Licht am Ende des Tunnels« wirklich gibt.

Versuchen Sie auch bei sehr schmerzhaften Ereignissen, die belastende Situation in einem größeren Zusammenhang zu betrachten und eine weitere Perspektive zu bewahren. Vermeiden Sie, das schmerzhafte Ereignis im Tunnelblick zu erleben.

Was könnte Ihnen Hoffnung geben, dass es das Licht am Ende des Tunnels wirklich gibt?

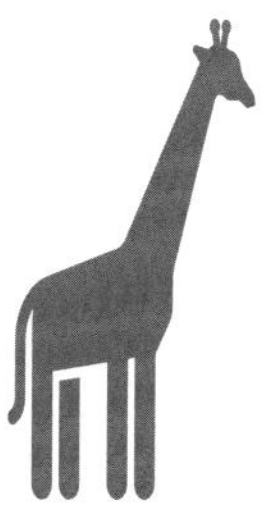

Kennen Sie vielleicht andere Menschen, die es hinbekommen haben, wieder aus dem Tunnelblick hinauszukommen?

AB 18 • P

Resilienz-Impuls 9: Optimistisch und hoffnungsvoll bleiben

Dieses Arbeitsblatt mit dem Resilienz-Impuls 9 »Optimistisch und hoffnungsvoll bleiben« soll den Fokus auf das lenken, was möglicherweise gegenwärtig schwer zu spüren ist. Das Arbeitsblatt kann dabei hilfreich sein, Erfahrungen wachzurufen, die einen Hoffnungsschimmer spüren lassen.

Behalten Sie eine hoffnungsvolle Perspektive bei. Eine optimistische Einstellung lässt Sie erwarten, dass gute Dinge in Ihrem Leben passieren werden. Versuchen Sie, sich vorzustellen, was Sie wollen, anstatt sich Gedanken über das zu machen, was Sie befürchten.

Suchen Sie Beispiele aus Ihrem Leben, in denen sich etwas zum Guten gewendet hat, obwohl es kaum möglich schien! Es müssen nicht nur existenzielle Wendepunkte im Leben sein, die Ihnen dazu einfallen, es können auch alltägliche Erfahrungen sein, die auftauchen und Mut machen können.

AB 19 • P

Resilienz-Impuls 10: Für sich sorgen

Dieses Arbeitsblatt zum Resilienz-Impuls 10 »Für sich sorgen« soll dazu einladen zu spüren, was Ihnen wirklich guttut. Die Zeit der Verlustbewältigung erfordert Energie, daher kann der Blick auf eigene Bedürfnisse dazu beitragen, den Akku immer wieder aufzuladen.

Achten Sie auf Ihre eigenen Bedürfnisse und Gefühle. Nehmen Sie an Aktivitäten teil, die Ihnen guttun, die Ihnen vielleicht Spaß machen und die Sie als entspannend empfinden. Sie könnten beispielsweise Spaziergänge in der Natur unternehmen, sich gut ernähren oder auch für ausreichend Schlaf sorgen. Darüber hinaus können auch Zeiten der positiven Ablenkung und Auszeiten von der Trauer hilfreich sein. Sich um sich selbst zu kümmern hilft, Körper und Geist darauf vorzubereiten, mit Situationen fertig zu werden, die Resilienz erfordern.

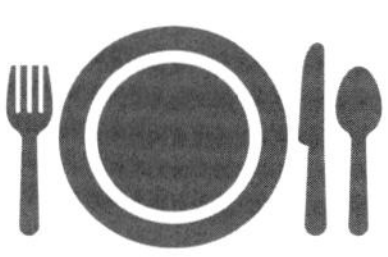

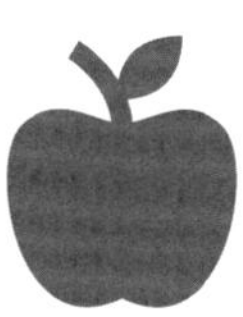

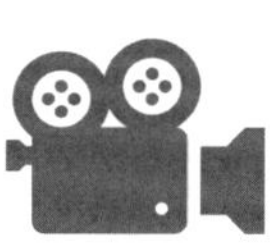

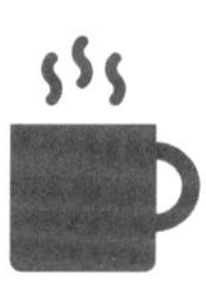

AB 20 • P

Resilienz-Impuls +Joker: Neue Wege ausprobieren

Dieses Arbeitsblatt mit dem Resilienz-Impuls +Joker »Neue Wege ausprobieren« soll dazu inspirieren etwas Neues zu beginnen.

Zusätzliche Möglichkeiten zur Stärkung der Resilienz können den individuellen Weg der Trauer unterstützen. Einige Menschen führen zum Beispiel ein Trauer-Tagebuch und notieren darin ihre Gedanken und Gefühle. Manche entwickeln wohltuende Rituale, hören bestimmte Musik oder nutzen Meditation und spirituelle Praktiken um Verbundenheit zu erleben und dabei Hoffnung wiederherzustellen. Der Schlüssel liegt darin, persönliche Wege zu identifizieren und zu nutzen, die gut umsetzbar sind. Denken Sie dabei daran, es ist nie zu spät, um neue Erfahrungen zu machen.

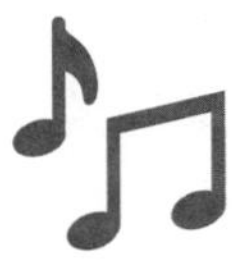

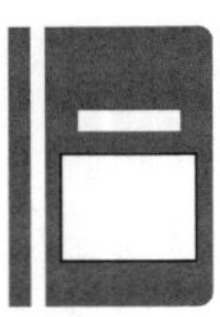

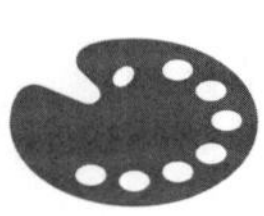

Selbstwirksamkeit und Trauer

Selbstwirksamkeit wird definiert als Gewissheit und Vertrauen einer Person, auch schwierige Situationen und Herausforderungen oder aktuelle Probleme durch eigenes Handeln erfolgreich bewältigen zu können (Bandura, 1997).

Hilfreiche Wege für das Erleben von Selbstwirksamkeit sind nach Bandura:

- Modelllernen mit Orientierung an Vorbildern
- verbale Verstärkung durch andere Menschen
- eigene erfolgreiche Problem- und Krisenbewältigungsschritte selbst anerkennen
- Lernen, das Erleben von physiologischen und emotionalen Zuständen wahrzunehmen und Bewertungen zu beeinflussen

Das Vertrauen in sich selbst entwickelt sich lebenslang durch die Erfahrungen in sozialen Beziehungen. Je nach Lebensalter und Lebenskontext prägen die Beziehungen in der Herkunfts- und / oder Wahlfamilie, zu Freund:innen und anderen sozialen Kontakten das Erleben von Selbstwirksamkeit. Allen gemeinsam ist der starke Einfluss auf die Entwicklung von Resilienz, das Kohärenzgefühl und das Erleben von Krisenkompetenz. Die Erfahrung von Zugehörigkeit und Verbundenheit durch soziale Kontakte stärkt das Lebensgefühl und wirkt förderlich auf die Gesundheit und ist sogar auf neuronaler Ebene abbildbar (Gan et al., 2021).

»Das Gefühl der Selbstwirksamkeit erwirbt man durch gemeisterte Unsicherheitserfahrungen. Nur wenn man eine Stressphase aktiv bewältigen konnte, so dass die Konzentration an Stresshormonen, vor allem an Kortisol, wieder absinkt, speichert das Gehirn die entsprechenden Erinnerungen und kann die bewährten Strategien beim nächsten Mal wieder einsetzen. Insofern kann man sagen: Überstandene Krisen machen resistent« (Peters, 2024, S. 33).

Soziale Beziehungen stärken

Stärkende soziale Beziehungen, ob im Privat- oder Berufsleben, sind in fast allen Bereichen einer der wichtigsten Einflussfaktoren bei der Überwindung von Belastungen, Krisen und Traumata bis hin zur allgemeinen Lebenserwartung (Holt-Lunstad, 2021).

Die gute Nachricht: Es ist nie zu spät für gute Beziehungen auch über den Weg der Achtsamkeit und der Imagination. Das Wissen um das nutzungsabhängige Veränderungspotenzial unseres Gehirns und des damit verbundenen Lebensgefühls kann dazu ermutigen, selbst mit Verstorbenen noch gute Beziehungen aufzubauen bzw. über den Tod hinausgehend sich dieser bewusst zu bleiben.

Dunja Hayali (2024) bedankt sich anlässlich der Preisverleihung Deutschlandstiftung Integration bei ihrer Familie, insbesondere bei ihrem bereits verstorbenen Vater, dem sie einen Dankbarkeitsbrief in ihrer Rede vorliest, und bei ihren Freund:innen für die gefühlte Unterstützung durch Menschen, die ihr Selbstwirksamkeitserleben fördern: »Meine Freunde geben mir Halt, um meine Haltungen trotz zahlreicher Anfeindungen weiter leben zu können.«

»Bei belastenden Situationen geht es letztlich immer um eine Frage, die man ganz allgemein so formulieren kann: Welche Strategie muss ich wählen, um mein zukünftiges mentales, physisches oder soziales Wohlbefinden zu sichern? Wer in seiner Antwort unsicher ist, hat Stress ... Wir unterscheiden im Allgemeinen drei Formen: positiven, tolerierbaren und toxischen Stress, bei denen jeweils andere Prozesse zum Tragen kommen« (Peters, 2024, S. 32).

Bekanntermaßen wirkt der Verlust oder das Fehlen von sozialer Unterstützung beunruhigend. Umgekehrt ist das Erleben von sozialer Unterstützung und Verbundenheit ein protektiver Faktor für Gesundheit und das subjektive Wohlbefinden und ist als Schutzfaktor zur Krisenbewältigung nicht hoch genug einzuschätzen.

- Der Verlust eines nahestehenden Menschen kann allgemein gesprochen zum Trigger für Unsicherheit und Stress werden. Andererseits kann unter neurobiologischer Perspektive der Verlust oder Tod eines Menschen eine Aufforderung zum Neulernen mit sich bringen, um die mit dem Verlust einhergehenden Unsicherheitserfahrungen meistern zu können.

Wir brauchen also eine kognitive und emotionale Neuorientierung, wenn die Welt um uns herum als nicht mehr kontrollierbar empfunden wird, was durch den Verlust eines nahestehenden Menschen als normale physiologische und psychologische Reaktion erlebt wird. Es sind Anpassungsleistungen auf verschiedenen Ebenen erforderlich, die individuell unterschiedlich gemeistert werden.

Bei Trauer geht es insbesondere darum, das Erleben der Selbstwirksamkeit neu zu definieren, dazu gehört:

- Die Beziehung zu sich selbst muss neu gestaltet werden.
- Die Beziehung zu dem verstorbenen Menschen erfordert andere Sichtweisen.
- Das Erleben der sozialen Beziehungen verändert sich.

Duales Prozessmodell für die Bewältigung von Verlusterfahrungen

Das Duale Prozessmodell für die Bewältigung von Verlusterfahrungen (DPM; Stroebe & Schult, 1999, 2010) unterscheidet zwischen verlust- und wiederherstellungsbezogenen Stressoren, die Einfluss auf die Trauerbewältigung nehmen. Im Alltag wird ein bewusstes Oszillieren (Schwingen, Pendeln) zwischen diesen beiden Dimensionen empfohlen.

Die Erweiterung des DPM-R (Müller et al., 2022) ergänzt mit systemischem Blick

- die Bedeutung gesellschaftlicher Rahmenbedingungen und bezieht sog. Personen der zweiten Reihe (Gruppe der Zuschauer:innen und Zeug:innen, die nicht unmittelbar von dem Verlust betroffen sind, z. B. soziales Umfeld, Hausärzt:innen, Kolleg:innen) als Einflussvariablen für individuelle Trauerbewältigungsprozesse mit ein
- Die Beachtung der Kulturperspektive, der Einfluss von Sitten, Normen und Gebräuchen auf die individuellen Trauererfahrungen wird zusätzlich betont.

Bindungstheorie

Nach der von Bowlby (2021) entwickelten Bindungstheorie lösen Verluste von nahen Bindungen starke Phasen des Trauerns aus. Nach Schock, Protest, Verzweiflung folgt die Phase der Anpassung an den Verlust. Wesentliche Komponenten der Trauerbewältigung sind dabei:

- kognitives Akzeptieren des Verlusts
- emotionales Akzeptieren des Verlusts
- Identitätsveränderung

Unter resilienzstärkendem Blick empfiehlt sich daher der individuelle Bezug zu haltgebenden Bindungspersonen, die über den konkreten Verlust des nahen Menschen hinausgehend berücksichtigt werden sollten. »In mehreren Studien konnte gezeigt werden, dass Personen, die sich nach einem traumatischen Ereignis weniger wertgeschätzt und anerkannt sowie von Familie, Freunden und dem weiteren sozialen Umfeld unverstanden fühlten, Schwierigkeiten mit der Bewältigung des Erlebten hatten« (Maercker et al., 2019, S. 95).

Paare und Trauer

Wenn Paare trauern, kommt es häufig zu unterschiedlichen Bewertungen darüber, was Trauer auslöst und wie Trauer gelebt wird.

Auf diesem Arbeitsblatt werden einige unterschiedliche Sichtweisen dargestellt. Bitte lassen Sie diese auf sich wirken und kreuzen dann diejenigen Statements an, die am ehesten auf Ihr Trauererleben im Zusammenhang mit einem Verlust oder einer Phase der Neuorientierung in Ihrer Partnerschaft zutreffen.

- ☐ Ich konnte in meiner Partnerschaft nie so sein, wie ich bin.
- ☐ Ich möchte mit meinem Partner / meiner Partnerin Geborgenheit erleben.
- ☐ Ich trauere um das, was ich nie hatte.
- ☐ Ich möchte mir Zeit lassen für Veränderungen in meiner Beziehung.
- ☐ Mittendrin in der Trauer um nicht gelebtes Leben verliere ich den Blick für das, was zählt.
- ☐ Mein Partner / meine Partnerin trauert gar nicht um den gemeinsamen Verlust.
- ☐ In meiner Trauer fühle ich mich von meinem Partner / meiner Partnerin nicht verstanden.
- ☐ Was gehört zu meinem »Beziehungsfundament« – worauf kann ich bauen?
- ☐ Meine Partnerschaft stärkt meine Resilienz.

Welche zwei Statements ermutigen Sie, neues Verhalten auszuprobieren, bzw. welche Erfahrungen möchten Sie weiter ausbauen?

(1) ....

(2) ....

Welche ersten Schritte fallen Ihnen dazu ein?

⇨ ....

⇨ ....

Dankbarkeit

Das Erleben von Dankbarkeit ist eine wundervolle Erfahrung. Die tägliche Beschäftigung mit Momenten, für die man dankbar ist, hat großen Einfluss auf die Lebenszufriedenheit und allgemein auf die Gesundheit. Dies wurde in vielen Studien nachgewiesen. Beispielsweise hatte das Schreiben von Dankbarkeitstagebüchern Auswirkungen auf die Verbesserung von Biomarkern (Verringerung von Entzündungsmarkern, die mit der Morbidität von Herzinsuffizienz in Zusammenhang stehen; Redwine et al., 2016). Es wurde auch festgestellt, dass durch Dankbarkeitsinterventionen bei Menschen mit Herzproblemen sich die Schlafqualität verbessert, sich Entzündungen verringern und die kardiale Selbstwirksamkeit zunimmt (Mills et al., 2015).

Zu Dankbarkeitsinterventionen bei Trauer gibt es erst wenige Studien. In einer aktuellen Studie (N = 619) wurde ein Zusammenhang zwischen Trauer, Dankbarkeits-Praxis, Resilienz und posttraumatischem Wachstum gefunden. Die Ergebnisse weisen außerdem darauf hin, dass Dankbarkeitsverhalten vor einem Trauerfall die Bewältigung von Verlusterfahrungen unterstützen kann (Elfers et al., 2023).

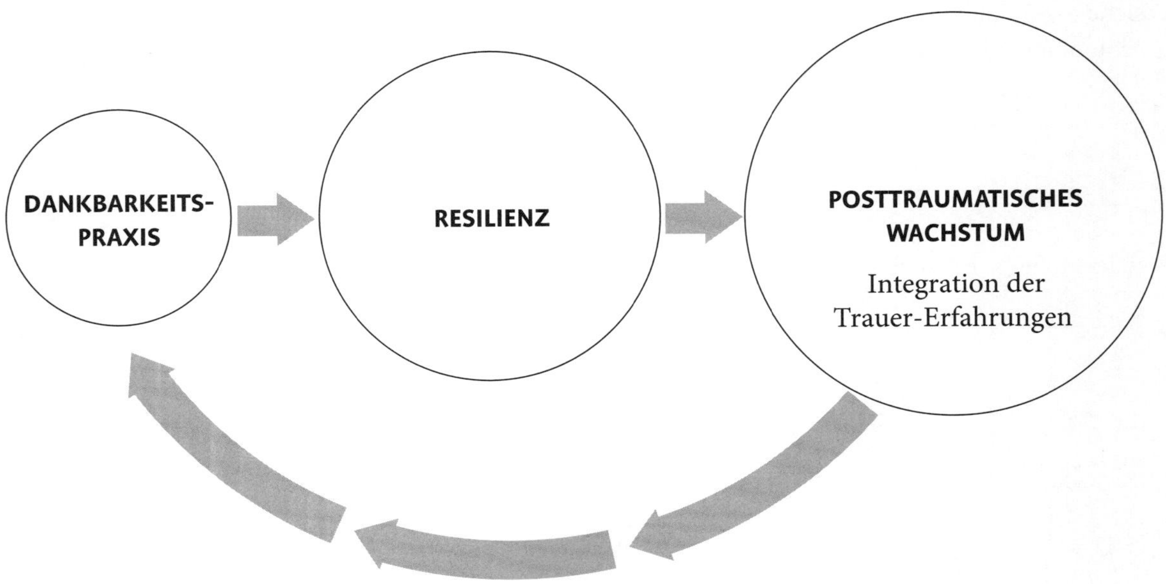

Abbildung Zusammenhang zwischen Dankbarkeitspraxis, Resilienz und posttraumatischem Wachstum, durch die Integration von Trauererfahrungen (in Anlehnung an Elfers et al., 2023)

AB 22 • P

Dankbarkeitsbiografie

Wofür sind Sie in Ihrem Leben dankbar?

Die gezielte Beschäftigung mit dieser einfachen Frage hat bereits Einfluss auf das körperliche Befinden und die Lebenszufriedenheit.

Sammeln Sie einige Beispiele aus Ihrem Leben, für die Sie dankbar sind.

Sie können diese Dankbarkeitsbiografie spontan erstellen oder Sie sortieren Ihre Dankbarkeitserinnerungen nach bestimmten Lebensabschnitten, z. B. nach Jahrzehnten.

Dafür bin ich dankbar:

....

....

....

....

....

....

....

....

....

....

....

....

....

....

....

....

....

AB 23 • P

Dankbarkeitsliste

Auf diesem Arbeitsblatt können Sie sich damit beschäftigen, welchen Menschen Sie in Ihrem Leben »Danke« sagen möchten. Notieren Sie die Namen dieser Menschen in der linken Spalte – Ihr Dank kann auch bereits an verstorbene Personen gehen. In der rechten Spalte notieren Sie dann stichwortartig, wofür Sie sich bedanken möchten. Denken Sie dabei daran, dass es auch kleinste Gesten sein können, die Ihnen gutgetan haben.

Ich bedanke mich bei …	**… für**
▶	▶ ....
▶	▶ ....
▶	▶ ....
▶	▶ ....
▶	▶ ....
▶	▶ ....
▶	▶ ....
▶	▶ ....
▶	▶ ....

Vielleicht regt Sie diese Übersicht auch dazu an, dem Erleben von Dankbarkeit in Ihrem Alltag mehr Raum zu geben.

- Sie könnten beispielsweise auch bestimmten Personen aus dieser Liste einen Dankbarkeitsbrief schreiben.
- Sie könnten sich auch abends vor dem Einschlafen damit beschäftigen, wofür Sie an diesem Tag dankbar sind. Suchen Sie nach drei bis fünf Beispielen.
- Oder Sie erinnern sich an ein bis zwei Begegnungen an diesem Tag, die Ihnen gutgetan haben und für die Sie dankbar sind.

Dankbarkeitsbrief erhalten: 10-Minuten-Schreibübung

Dieses Arbeitsblatt gibt Ihnen Gelegenheit, sich mit der Frage zu beschäftigen, von wem Sie gerne einen Dankbarkeitsbrief erhalten würden. Erlauben Sie sich in Ihrer Vorstellung, einen Brief von der verstorbenen Person zu erhalten, die Sie vermissen. Spüren Sie, welche Worte Sie gerne gesagt bekommen hätten. Denken Sie dabei nicht nach, sondern überlassen Sie sich Ihren Assoziationen.

Beginnen Sie damit, den Brief mit persönlicher Anrede zu verfassen, wie zum Beispiel:
Liebe / Lieber …
Liebe Tochter …
Lieber Sohn …
Lieber Freund …
Liebe Freundin …
Lieber vertrauter Mensch …

Sie können diesen Brief spontan auch als 10-Minuten-Schreibübung nach Doris Dörrie (2019) verfassen. Doris Dörrie ermutigt zu der Kraft des autobiografischen Schreibens, um in die eigene Geschichte einzutauchen und sich von der Vielfalt der eigenen Fantasie und Wertschätzung berühren zu lassen. Der Trick dabei ist, nicht nachzudenken, sondern einfach weiterzuschreiben, sich treiben lassen. Beziehen Sie alle kleinsten Details und Sinneserfahrungen mit ein.

Dörrie empfiehlt für die 10-Minuten-Schreibübung folgende drei Regeln:
(1) Schreiben Sie zehn Minuten ohne Pause, am besten mit der Hand. Lassen Sie sich treiben. Nehmen Sie innerhalb der zehn Minuten nicht den Stift vom Papier oder von der Tastatur (falls Sie auf dem Computer schreiben).
(2) Geben Sie sich selbst die Erlaubnis zum »Blödsinn«-Schreiben. Kontrollieren Sie nicht, was Sie schreiben, Schreib- oder Grammatikfehler etc. sind okay.
(3) Denken Sie nicht nach. (Wenn man zu viel nachdenkt, unterbricht das prompt den Schreibfluss.)

Am besten Sie stellen sich einen Wecker, denn Sie werden feststellen, dass die Zeit auf einmal ganz schnell vergeht.

»Schreibend halte ich mich am Leben und überlebe. Jeden Tag wieder. Ich schreibe, um diese unglaubliche Gelegenheit, am Leben zu sein, ganz genau wahrzunehmen und zu feiern. Ich schreibe, um einen Sinn zu finden, obwohl es am Ende wahrscheinlich keinen gibt« (Dörrie, 2019, S. 9).

Wenn Ihnen diese Schreibübungs-Zeit-Insel gutgetan hat, dann können Sie auch andere Themen auswählen, um sich einmal für zehn Minuten für eine Zeit-Insel-Erfahrung am Tag zurückzuziehen. Schreiben Sie beispielsweise über Freundschaft, Einkäufe, Essenserinnerungen, Gartenarbeit, Träume oder schöne Orte oder was Sie gerne als Kind gespielt haben.

Flow und Trauer

Csikszentmihalyi beschrieb 1975 das sog. Flow-Konzept. Es geht dabei vor allem darum, sich mit gegenwärtiger Aufmerksamkeit einer Aufgabe zu verschreiben, die möglichst nicht über-, aber auch nicht unterfordernd sein sollte. Das Gefühl des Flows beschreibt ein Lebensgefühl des völligen Eins-Seins mit dem Leben, dabei muss es sich nicht nur um angenehme Erfahrungen handeln. Das Leben überrascht immer wieder und begegnet man diesen »Überraschungen« mit Respekt, dann kann jeder Augenblick als Gelegenheit zum Flow, als Möglichkeit des vollkommenen Präsent-Seins genutzt werden. Dieses Präsent-Sein kann auch für die Erfahrungen mit Endlichkeit und Trauer eine handlungsleitende Perspektive ermöglichen.

Folgende acht Hauptkomponenten kennzeichnen den Weg zum Flow (nach Csikszentmihalyi, 2004):
(1) Belastende Erfahrungen und Herausforderungen können eher als stimmig erlebt werden, wenn man sich einer Aufgabe gewachsen fühlt.
(2) Die Fähigkeit zur Konzentration gehört dazu.
(3) Die Aufgabe umfasst deutliche Ziele.
(4) Es gibt unmittelbare Rückmeldungen / erfolgreiche Schritte.
(5) Die Handlungen erfolgen mit Hingabe.
(6) Das Ausführen der Tätigkeit vermittelt ein Gefühl der Kontrolle.
(7) Die Sorgen um das Selbst verschwinden bei gleichzeitiger Stärkung des Selbstgefühls nach Flow-Erfahrungen.
(8) Das Gefühl für Zeitabläufe ändert sich: Stunden vergehen wie Minuten.

Für Trauernde kann es besonders hilfreich sein, eine Tätigkeit / Aufgabe zu finden, die diese Flow-Kriterien erfüllt. Es geht darum, mit voller Aufmerksamkeit auch nur kleine Schritte auszuführen, die in gewisser Weise ein Abtauchen ermöglichen.

Beispiele dafür könnten sein: Gartenarbeit, eigene Hobbys, Gestaltung der Trauerfeier, Beschäftigung mit Ritualen, Fotoalben zusammenstellen etc.

Flow und Trauer

Welche eigenen Aktivitäten erinnern Sie, die Sie im Umgang mit Ihrer Trauer gestärkt haben, die eine Flow-Erfahrung ermöglicht haben:

- ▶ ....
- ▶ ....
- ▶ ....
- ▶ ....

Welche weiteren Aktivitäten könnten Sie planen:

- ▶ ....
- ▶ ....
- ▶ ....
- ▶ ....

Denken Sie dabei daran, dass diese Aktivität(en) möglichst nicht über-, aber auch nicht unterfordernd sein sollten. Belohnen Sie sich für kleinste Vorhaben. Jeder erste Schritt ist ein Schritt.

INFO 16 • T

Das IKIGAI-Modell

Ikigai bezeichnet ein uraltes Wertesystem der japanischen Lebenskunst

Das Wort Ikigai setzt sich zusammen aus

- »iki« für Leben und
- »gai« für Wert

Ziel des japanischen Ikigai-Modells ist es, den Sinn des eigenen Lebens zu finden: das, wofür es sich zu leben lohnt. Diese Suche basiert auf einzelnen Säulen, die im Alltag genutzt werden, um den eigenen Sinn des Lebens zu spüren.

Die fünf Säulen des IKIGAI sind:

(1) klein anfangen

(2) loslassen lernen

(3) Harmonie und Nachhaltigkeit leben

(4) die Freuden an kleinen Dingen entdecken

(5) im Hier und Jetzt sein

Der Hirnforscher Ken Mogi ist der erste Japaner, der »ikigai« wissenschaftlich betrachtet. Er beschreibt anschaulich anhand vieler Beispiele, wie man sein eigenes »ikigai« finden kann. In seinem Buch zu *IKIGAI* (Mogi, 2023) gibt er viele authentische Einblicke in die japanische Kultur und beschreibt praxisnah, beispielsweise wie das IKIGAI-Lebensgefühl das tägliche Leben von Jiro Ono, dem über 90-jährigen, weltweit ältesten mit drei Michelin-Sternen ausgezeichneten Koch begleitet und zu Freude, Zufriedenheit, Achtsamkeit und Erfüllung im Leben führt.

Die fünf Säulen des Ikigai

Wie können Sie die Grundgedanken der japanischen Lebenskunst auf Ihr eigenes Leben im Umgang mit Ihrer Trauer übertragen?

Notieren Sie zu jeder Säule des Ikigai-Modells spontan ein bis zwei Beispiele, wie Sie in Ihrem Alltag die Grundsätze des Ikigai anwenden können.

Die fünf Säulen des IKIGAI

1. Säule: Klein anfangen
Was könnte ein erster kleiner Schritt sein, um neue Erfahrungen mit Ihrer Trauer zu machen?

....

....

2. Säule: Loslassen lernen: Was könnte das für Sie bedeuten?

....

....

3. Säule: Harmonie und Nachhaltigkeit leben. Was fällt Ihnen dazu ein?

....

....

4. Säule: Die Freuden an kleinen Dingen entdecken: Welche kleinen Dinge machen Ihnen Freude?

....

....

5. Säule: Im Hier und Jetzt sein. Nennen Sie ein bis zwei Erfahrungen, die Ihnen dazu einfallen.

....

....

Welche Säule ist in Ihrem Leben bisher die stabilste?

....

....

Das KRISEN-ABC Trauer

Immer dann, wenn die eigene Bewältigungskompetenz nicht ausreicht und das eigene Stresserleben außer Balance ist, können gezielte Interventionen dabei behilflich sein, wieder auf kurzem Weg handlungsfähig zu werden und in ein mittleres Stressniveau zu kommen. Meistens wissen wir, was zu tun ist, um sich nach einer Belastung wieder zu entlasten. Doch bei existenziellen Herausforderungen kann sich die Stressphysiologie möglicherweise nicht von selbst wieder runterregulieren, da die neurobiologischen Prozesse unterschiedlich lange Zeit benötigen.

»The most reliable predictor of good mental health is having a large toolkit of strategies to deal with one's emotions and deploying the right strategy at the right time« (O`Connor, 2023, S. 134).

Je nach spezifischer Situation im Trauerprozess können unterschiedliche Interventionen hilfreich sein, die aber den Betroffenen nicht unbedingt spontan einfallen.

Das Wort KRISEN-ABC steht als Akronym für verschiedene, ressourcenorientierte Interventionen und neurobiologisch fundierte Erklärungsansätze dazu (Diegelmann & Isermann, 2011). Jeder Buchstabe kann als Checkliste einerseits Erklärungen und andererseits konkrete Schritte anregen und Handlungsimpulse zur Krisen- und Trauerbewältigung geben.

- **K**eep cool: das Stresssystem herunterfahren, die Amygdala »abkühlen«, den Präfrontalen Kortex gewissermaßen »einschalten«, das Gehirn in einen »arbeitsfähigen« Zustand versetzen, Zugang zu bereits vorhandenen und ggf. neuen Bewältigungspotenzialen finden. Im mittleren Stressniveau ist das Trauerbewältigungspotenzial am ehesten möglich (s. **INFO 2** »RSB- (Resilienz-Stressbewältigungs-)Modell Trauer«)
  Interventionsbeispiele: Entspannungsübungen wie Atmen und Lächeln, Distanzierungsübungen, z. B. mithilfe der Bildschirm- oder Videotechnik, Tresor-Übung, Grübel-Stopp-ABC, Wahrnehmungsübungen, körperliche Aktivität, Bilaterale Stimulation (Klopfen / Tappen) zur Selbstberuhigung und Ressourcenstärkung, Imaginationsübungen, z. B. Lichtstromübung (**AB 9** »Imagination – Heilsames Licht«)
- **R**essourcen aktivieren: Ressourcen aktivieren, individuelle Ressourcen aufspüren, aktivieren und nutzen, z. B. an stärkende individuelle Erfahrungen anknüpfen, Fähigkeiten und Stärken aktivieren, die in der Krise oftmals nicht bewusst sind, objektive Ressourcen: biografische, soziale, materielle, kulturelle, spirituelle.
  Interventionsbeispiele: Fragebogen Ressourcen gegen die Angst (REGEDA), **AB 2** »TRUST-Resilienzfragebogen-Trauer (RF-15 T)«, **AB 28** »Selbstwirksamkeit stärken mit dem TRUST-Protokoll – Trauer«, Imagination: **AB 34** »Imagination: Meine sichere Trauer-Bank«, **AB 38** »Sieben Zutaten, die zusammenpassen«.
- **I**nnehalten: die Grundvoraussetzung, um wieder in Balance zu kommen, nicht unmittelbar und »kopflos« handeln, in der Gegenwart sein, die Wahrnehmung bewusst lenken.
  Interventionsbeispiele: Achtsamkeitsübungen im Alltag, Trauerrituale, Zeit-Inseln schaffen.
- **S**inn finden: eigene Ziele und Werte entwickeln, das Grundgefühl, dass das Leben einen Sinn hat, dass es sich lohnt, auf dieser Welt zu sein, dass sich Anstrengungen und Engagement lohnen, Sinnfindung als ständiger Prozess.
  Interventionsbeispiele: Satzergänzungen, z. B. Bewusst leben heißt für mich …, biografischer Blick auf Verluste, Meine wirklichen Kraftquellen im Leben – Was hat meine persönliche Entfaltung gefördert, Welche Vorbilder können mich inspirieren?

Das KRISEN-ABC Trauer

- **E**ngagement: soziale Beziehungen aktiv pflegen, sich öffnen, »Geben«: sich ganz einer Tätigkeit, einer Erfahrung hingeben und »Flow-Gefühl« erleben
  Interventionsbeispiele: Dankbarkeitsbrief(e) schreiben, Welche Beziehungserfahrungen stärken mich in meiner Trauer?
- **N**eues entdecken: neue Lösungen suchen und neue Wege beschreiten, Neugier bewahren, »Schatzsuche« im Alltag, neue Herausforderungen suchen, Veränderungen akzeptieren.
  Interventionsbeispiele: kreative Impulse nutzen, z. B. Musik, Hobbys, Bewegung
- **A**ktiv werden: Damit sich etwas ändert, müssen wir etwas ändern: alltägliche Aktivitäten und Abläufe, kleine Schritte, neue Rituale, Kontroll- und Selbstwirksamkeitsgefühl stärken.
  Interventionsbeispiele: **AB 8** »Meine Blume der Trauer«, **AB 4** »Ambiguitätstoleranz entwickeln«, »Change your activities, not your circumstances«, Bewegung, Ernährung und stärkende Gedanken, stärkende Erfahrungen archivieren, Abendrituale gestalten.
- **B**ewertungen hinterfragen: Wege aus dem Teufelskreis negativer Erwartungen suchen, Erwartungen und Bewertungen bewusst machen und hinterfragen, aktivierte »Ego States« bewusst beeinflussen.
  Interventionsbeispiele: stärkende Leitsätze, Metaphern und innere Bilder entwickeln, die sich stimmig anfühlen, Ich-Zustände wahrnehmen und verändern, Innere Bilder verändern, Grübelhygiene beachten (s. **AB 30** »Checkliste Grübelhygiene«).
- **C**hancen erkennen: Krisen- und Verlusterfahrungen beinhalten immer auch Impulse zur Veränderung. Bisherige Wege und liebgewonnene Gewohnheiten müssen häufig überprüft und geändert werden. Damit sind oft schmerzliche Gefühle und ängstigende Erfahrungen verbunden. Vielfach werden dadurch aber auch innere Reifungs- und Sinnfindungsprozesse angestoßen.
  Interventionsbeispiele: Ambiguitätstoleranz entwickeln: Lernen mit unbeantworteten Fragen zu leben (**INFO 11** »Ambiguitätstoleranz« und **AB 4** »Ambiguitätstoleranz entwickeln«).

Das KRISEN-ABC-Trauer-Toolkit

Auf diesem Arbeitsblatt haben Sie Gelegenheit, sich ein individuelles »Toolkit« (individuelle »Werkzeuge«) für Ihre aktuelle Trauersituation zusammenzustellen. Bitte achten Sie dabei darauf, was sich aktuell stimmig und hilfreich anfühlt. Sie können diesen »Werkzeugkasten« fortlaufend erweitern und ändern. Anregungen dazu finden Sie im **INFO 17** »Das KRISEN-ABC Trauer«.

Bitte nutzen Sie für Ihr individuelles Toolkit folgende Tabelle und notieren Sie stichwortartig in den Feldern: Was Sie nutzen oder bereits kennen, wann und wozu Sie es als hilfreich erleben, und welche Tools Sie noch kennenlernen möchten.

Mein Toolkit / Meine Tools	Was nutze / kenne ich?	Wann / Wozu habe ich es als hilfreich erlebt?	Welche Tools möchte ich noch kennenlernen?
Keep cool			
Ressourcen aktivieren			
Innehalten			
Sinn finden			
Engagement			

Das KRISEN-ABC-Trauer-Toolkit

Mein Toolkit / Meine Tools	Was nutze / kenne ich?	Wann / Wozu habe ich es als hilfreich erlebt?	Welche Tools möchte ich noch kennenlernen?
Neues entdecken			
Aktiv werden			
Bewertungen hinterfragen			
Chancen erkennen			

Hier haben Sie Gelegenheit, sich noch weitere Notizen zu machen:

....

....

....

....

....

....

Selbstwirksamkeit stärken mit dem TRUST-Protokoll – Trauer

Nach Albert Bandura (1997) wird als Selbstwirksamkeit die Gewissheit und das Vertrauen einer Person bezeichnet, auch schwierige Situationen, Herausforderungen oder Probleme durch eigenes Handeln erfolgreich bewältigen zu können.

Die Arbeit mit dem TRUST-Protokoll – Trauer zielt darauf ab, frühere Selbstwirksamkeitserfahrungen wachzurufen. Diese Intervention ist gut geeignet, um in aktuellen Belastungssituationen einen stärkenden Perspektivenwechsel anzuregen.

Dazu hat sich der folgende Ablauf in fünf Schritten bewährt:

Der / Die Therapeut:in erklärt zunächst den Ablauf des Vorgehens.

»Die Aktivierung persönlicher Ressourcen kann Sie darin unterstützen, neue Perspektiven im Umgang mit Ihrer Trauer zu finden. Ich erkläre Ihnen, wie wir daran arbeiten, dass Sie diese neuen Erfahrungen machen können. Denken Sie bitte daran: Es geht nicht darum, die Realität zu ändern, sondern darum, das Erleben Ihrer augenblicklichen Belastung zu verändern. Bitte beschreiben Sie mir jetzt Ihre gegenwärtige Belastung.«

Die einzelnen Schritte:

1. Schritt: Beschreibung des gegenwärtigen Problems
Der / Die Patient:in beschreibt die gegenwärtige Belastung.

....

Der / Die Therapeut:in lässt auf einer Skala von 0 bis 10 das Ausmaß der Belastung, den SUD-Wert (Subjective Units of Disturbance) einschätzen, wobei »0« gar keine Belastung und »10« maximale Belastung darstellt.

Aktueller SUD-Wert: ....

2. Schritt: Exploration von hilfreichen Eigenschaften / Kompetenzen
Der / Die Therapeut:in erfragt drei bis vier Eigenschaften oder Kompetenzen, die für den Umgang mit der Trauer hilfreich und sinnvoll erscheinen. Es werden empathisch hilfreich wirkende Kompetenzerfahrungen / Eigenschaften exploriert und die drei ausgewählt und notiert, die am besten geeignet erscheinen.

Hinweis: Die Suche nach drei passend erscheinenden Eigenschaften sollte aktiv unterstützt werden. Zum Thema Trauer könnten das beispielsweise folgende Eigenschaften / Kompetenzen sein: Zuversicht, Offenheit für Neues, Zufriedenheit, Spontaneität, Selbstvertrauen, Verbundenheit, Flexibilität.

(1) ....

(2) ....

(3) ....

Selbstwirksamkeit stärken mit dem TRUST-Protokoll – Trauer

3. Schritt: Ressourcenerfahrungen aus der Vergangenheit aktivieren und verankern
Nun soll der / die Patient:in nacheinander für jede Eigenschaft ein bis zwei Situationen erinnern, in der er / sie diese Eigenschaft oder Kompetenz in den letzten Jahren oder in der letzten Zeit erlebt hat. Der / Die Patient:in wird dann gebeten, jede Situation / Erfahrung mit vielen Details der Situation und unterschiedlicher Sinnesmodalitäten zu beschreiben, z. B. Bilder, Gerüche, Körpergefühle, Geräusche.

Hinweis: Es ist wichtig, die Situation differenziert zu beschreiben. Dadurch wird das Ressourcennetzwerk maximal stimuliert. Jede auftauchende Erinnerung zu den Eigenschaften / Kompetenzerfahrungen wird anschaulich, möglichst mit allen Sinnesmodalitäten, »aktiviert«.

Zu (1): Welche Erinnerung taucht dazu auf?

....

Wo im Körper spüren Sie das Erleben von Selbstwirksamkeit (z. B. Bauch, Brustbereich, Rücken etc.)?

....

Die angenehmen Gefühle werden dann jeweils von dem / der Patient:in mithilfe von BLS als Ressource verankert. (Abwechselnd rechts und links tappen / klopfen auf die Knie / Oberschenkel oder tappen mit sog. »Butterfly-Hugs / Schmetterlingsumarmung« durch Überkreuzen der Arme vor dem Brustkorb und Tappen auf die Schultern).

Zu (2): Welche Erinnerung taucht dazu auf?

....

Wo im Körper spüren Sie das Erleben von Selbstwirksamkeit (z. B. Bauch, Brustbereich, Rücken etc.)?

....

Die angenehmen Gefühle werden dann jeweils von dem / der Patient:in mithilfe von BLS als Ressource verankert.

Zu (3): Welche Erinnerung taucht dazu auf?

....

Wo im Körper spüren Sie das Erleben von Selbstwirksamkeit (z. B. Bauch, Brustbereich, Rücken etc.)?

....

Die angenehmen Gefühle werden dann jeweils von dem / der Patient:in mithilfe von BLS als Ressource verankert.

Selbstwirksamkeit stärken mit dem TRUST-Protokoll – Trauer

4. Schritt: Validierung der neuen Erfahrung
Im vierten Schritt wird noch einmal auf das Ausgangsthema Trauer Bezug genommen. Es wird exploriert, was jetzt dazu auftaucht (Stichworte dazu notieren).

....

Es wird eine erneute Einschätzung des SUD-Wertes erfragt. Der aktuelle SUD-Wert verändert sich durch die Aktivierung von »Ego-States«, die mit Bewältigungskompetenz und Selbstwirksamkeitserfahrungen verbunden sind, es verändert sich die Wahrnehmung der Trauererfahrung. Die aktuelle Belastung reduziert sich oder die Trauerbelastung erscheint möglicherweise aus der Erfahrung eines anderen Blickwinkels heraus weniger oder gar nicht mehr belastend. Dieses gestärkte Kompetenzerleben wird abschließend nochmals mithilfe der Bilateralen Stimulation verankert. Falls die Belastung noch relativ hoch ist, kann auch das Finden einer weiteren passenden Eigenschaft / Kompetenz mit der entsprechenden Erfahrung von anderen »Ego-States« aktiviert werden, um das belastende Erleben der gegenwärtigen Trauer weiter zu verändern.

Neuer aktueller SUD-Wert: ....

5. Schritt: Symbolisierung des neuen Erlebens
Zum Abschluss wird der / die Patient:in gebeten, die Augen zu schließen und selbst zu tappen (BLS) und währenddessen darauf zu achten, ob zu der neuen Erfahrung spontan ein Bild oder eine Metapher, vielleicht ein Symbol oder ein Wort auftaucht. Das, was auftaucht, kann zukünftig als Ankerreiz zum Umgang mit dem eigenen Trauererleben genutzt werden (Diegelmann, 2010; Diegelmann et al., 2023).

....

....

Das Grübelstopp-ABC

Viele Trauernde neigen zu endlosen »Grübelschleifen«, häufig nachts und häufig verbunden z. B. mit Fragen nach dem »Warum …?«. Diese quälenden Grübelschleifen verstärken – neurobiologisch betrachtet – die negativen kognitiv-emotionalen Netzwerke und lassen sich daher immer schwerer stoppen.

Eine hilfreiche Intervention ist das Grübelstopp-ABC. Der Hintergrund dazu ist die Tatsache, dass das Gehirn nicht gleichzeitig in einer Grübelschleife »hängen« und eine Suchaufgabe erfüllen kann.

Instruktion

»Wählen Sie per Zufall einen Buchstaben aus dem Alphabet aus, z. B. den Anfangsbuchstaben Ihres Namens, beispielsweise ›B‹ von Beate.

Suchen Sie dann nach drei bis vier Begriffen, die mit diesem Buchstaben beginnen, z. B.
- Städtenamen: Berlin, Barcelona, Bern, Baden-Baden
- Ländernamen: Belgien, Bulgarien, Brasilien, Bolivien
- Früchte: Bananen, Beeren, Birnen
- Gemüsesorten: Brokkoli, Blumenkohl, Bärlauch
- Blumen: Buschwindröschen, Bartnelke, Ballhortensie

Sie werden erleben, dass die Grübelschleife spätestens nach dem dritten Buchstaben gestoppt ist und Sie sich nicht mehr so hilflos ausgeliefert fühlen. Nicht verzweifeln: Anfangs ist es nicht leicht, passende Wörter zu dem ausgewählten Buchstaben zu finden, aber das ist genau der Zweck. Man sollte das Gehirn schon herausfordern, um eine hohe Konzentration auf die Aufgabe zu erreichen. Sie können auch spontan variieren und nehmen dann vielleicht auch eine Suche im Internet zu Hilfe oder Sie suchen nach Automarken oder nach Wörtern aus Bereichen, in denen Sie sich auskennen, z. B. aus dem Bereich Musik, Instrumente etc.

Sie können sich auch feste ›Grübelzeiten‹ – natürlich möglichst nicht vor dem Schlafengehen – einrichten und sobald Grübelgedanken auftauchen, sie dann auf diese Zeit ›verlegen‹.«

AB 30 • P

Checkliste Grübelhygiene

Diese Checkliste kann Sie dabei unterstützen, eine individuelle Auswahl von gezielten Übungen zur individuellen Grübelhygiene zu treffen. So können Sie einen hilfreichen Umgang mit ungewollten Grübelattacken entwickeln. In der folgenden Tabelle sind einige bewährte Grübelalternativen und Übungen zur Grübelhygiene genannt.

Übungen zur Grübel-Hygiene	Was kann ich tun, was kenne ich?	Wann oder wie oft habe ich was genutzt?	Was hat sich geändert?
Achtsamkeitsübungen erlernen			
Entspannungsverfahren anwenden			
Grübel-Stopp-Rituale z. B. Grübelzeiten festlegen			
Fokus ändern Ich wähle gezielt eine andere Aktivität oder ein anderes Thema aus.			
Hinterfragen der Grübelgedanken, z. B. durch Realitätsprüfung			
Belastende Trauergedanken bemerken und ändern			
Schuldgefühle und Schuldgedanken wahrnehmen			
Auslöser für Grübeln identifizieren			

Wählen Sie unterschiedliche Übungswege im Umgang mit Grübelattacken aus. Achten Sie dabei darauf, was am besten zu Ihnen passt. Bitte denken Sie dabei daran, dass es kleine Schritte sind, die Ihnen dabei helfen können, nicht in einem Teufelskreis aus Verzweiflung, Angst und Selbstabwertung festzustecken. So können Sie dazu beitragen, dass Ihr Trauererleben nicht blockiert wird.

AB 31 • P

Gelungene und schwierige Abschiedserfahrungen

Auf diesem Arbeitsblatt können Sie sich mit Ihren bisherigen Erfahrungen zum Thema Abschied von Verstorbenen beschäftigen.

(1) Haben Sie sich in Ihrem bisherigen Leben bereits von einem oder mehreren verstorbenen Menschen verabschiedet? Wenn ja, notieren Sie spontan einige Stichworte zu den bisher für Sie bedeutsamen Abschiedserfahrungen:

....

....

(2) Welche Aspekte erinnern Sie von einer als gelungen erinnerten Abschiedserfahrung? Bitte beschreiben Sie mit einigen Stichworten einige Details dazu:

....

....

(3) Welche Aspekte erinnern Sie von einer als schwierig erinnerten Abschiedserfahrung? Bitte beschreiben Sie mit einigen Stichworten einige Details dazu:

....

....

(4) Was würden Sie sich aus heutiger Perspektive für eine aktuelle Abschiedserfahrung wünschen? Notieren Sie spontan einige Stichworte dazu:

....

....

(5) Wer oder was kann Sie dabei unterstützen?

....

....

Fragenkatalog Trauerzeit

Auf diesem Arbeitsblatt können Sie sich mit dem Thema Trauerzeit beschäftigen.

(1) Welche Erinnerungen an eigene Trauerzeiten tauchen spontan nach einigem Nachdenken bei Ihnen auf? Notieren Sie bitte einige Stichworte dazu.

....

....

(2) Welche wertvollen / positiven Aspekte dieser Situation erinnern Sie besonders? Nennen Sie stichwortartig wesentliche Details.

....

....

(3) Welche negativen / belastenden Aspekte dieser Situation erinnern Sie besonders? Nennen Sie stichwortartig wesentliche Details.

....

....

(4) Was würden Sie sich aus heutiger Sicht anders wünschen bzw. zu was könnte Sie das ermutigen? Nennen Sie stichwortartig einige Beispiele.

....

....

(5) Welche eigenen Vorstellungen zum Thema Trauerzeit haben Sie? Nennen Sie stichwortartig einige Beispiele.

....

....

Fragenkatalog Beerdigung

Auf diesem Arbeitsblatt können Sie sich mit Ihren früheren Erfahrungen zum Thema Beerdigung beschäftigen.

(1) Welche Erinnerungen tauchen spontan auf? Notieren Sie bitte einige Stichworte dazu.

....

....

(2) Welche wertvollen / positiven Aspekte dieser Situation erinnern Sie besonders? Nennen Sie stichwortartig wesentliche Details.

....

....

(3) Welche negativen / belastenden Aspekte dieser Situation erinnern Sie besonders? Nennen Sie stichwortartig wesentliche Details.

....

....

(4) Was würden Sie sich aus heutiger Sicht anders wünschen bzw. zu was könnte Sie das ermutigen? Nennen Sie stichwortartig einige Beispiele.

....

....

Imagination: Meine sichere Trauerbank

Sicher kennen Sie den Ausspruch, jemand oder etwas ist eine »sichere Bank«. Umgangssprachlich versteht man darunter, dass man sich auf etwas oder jemanden wirklich verlassen kann. Diese Metapher bietet sich auch dafür an, sich selbst mit Zeiten zu beschäftigen, in denen man etwas hinbekommen hat, oder auch an Beziehungen und Begegnungen denkt, die haltgebend waren und auf die man gerne zurückblicken möchte. Bei dem Thema »Meine sichere Trauerbank« sollten Sie sich eine Bank in Ihrer Fantasie vorstellen, die Ihnen gefällt. Diese Bank kann an einem besonderen Ort stehen, an einem Ort, an dem Sie sich wohl und geborgen fühlen können. Hier können Sie sich dann in Gedanken (oder auch in der Realität) hinsetzen und sich an wertvolle Momente oder Situationen mit dem Menschen erinnern, den Sie vermissen. Indem Sie sich diese Momente bewusst machen, wird Ihnen deutlich, dass diese Momente der Verbundenheit wie eine Schatzkiste sind, die Sie weiter füllen und wahrnehmen können, obwohl Sie den Verlust dieses Menschen zu bewältigen haben.

Instruktion

»Bitte nehmen Sie sich etwas Zeit zum Innehalten und entspannen Sie sich. Dazu ist es gut, zunächst auf den Atem zu achten. Sie spüren, wie sich Ihre Bauchdecke beim Einatmen hebt und beim Ausatmen wieder senkt. Sie lassen Ihren Atem ganz natürlich fließen. Einatmen und Ausatmen. Sie können sich auch beim Einatmen das kleine Wörtchen ›Ein‹ vorstellen und beim Ausatmen ›Aus‹ denken. Versuchen Sie dann, beim Ausatmen das kleinstmögliche Lächeln auf Ihren Lippen entstehen zu lassen. Damit können Sie Ihre Entspannung weiter unterstützen.

In einem nächsten Schritt möchte ich Sie bitten, dass Sie sich in Gedanken auf eine schöne Bank setzen und sich etwas Zeit zum Innehalten gönnen. Es kann dazu eine Erinnerung an eine Bank auftauchen, die Sie kennen, oder Sie stellen sich eine Bank in Ihrer Fantasie vor oder Sie stellen sich eine Mischung aus Fantasie- und einer bekannten Bank vor. Dann nutzen Sie diese Ruhe, um sich damit zu beschäftigen, welche haltgebenden und stärkenden Erfahrungen und Begegnungen Sie mit dem Menschen erinnern, den Sie vermissen.

Erinnern Sie sich an verschiedene konkrete Momente oder spezielle Situationen, die Ihnen gutgetan haben. Falls Ihnen zu der Person viele solcher Momente einfallen, wählen Sie einfach zwei bis fünf typische Situationen aus, die wertvoll für Sie sind und wertvoll bleiben. Achten Sie dabei auf möglichst viele kleine Details. Sie können sich auch für die verschiedenen Erinnerungen verschiedene Bänke und Orte vorstellen, an denen Ihre jeweilige Bank steht. Es kann auch eine Fantasielandschaft sein. Lassen Sie verschiedene Szenarien sich in Ruhe entwickeln. Es kann sein, dass die Trauergefühle zunächst stärker werden. Es geht aber darum, dass Sie sich bewusst machen, dass Sie diese Erinnerungen in sich weiterleben lassen können, indem Sie beispielsweise Ihre Dankbarkeit dafür spüren. Falls Sie wahrnehmen, dass sich bestimmte Wünsche in der Situation nicht erfüllt hatten, dann können Sie sich dies in Ihrer Vorstellung noch nachträglich erfüllen.

Sie können die ›inneren‹ Bänke auch mit verschiedenen Namen kennzeichnen (z. B. Ostern in Paris) und sich diese wie kleine Schildchen auf der Bank vorstellen. Oder Ihre Bank hat eine oder mehrere bestimmte Farben. In der Zukunft können die Farbe(n) oder diese Namen / Schildchen dann als Hinweisreiz genutzt werden, um wieder mit den dazugehörigen wertvollen Erinnerungen und Gefühlen in Kontakt zu kommen.

Stellen Sie sich jetzt darauf ein, dass Sie die Imagination abschließen, nehmen Sie die Entspannung zurück, indem Sie tief durchatmen, die Augen wieder öffnen, sich etwas räkeln und strecken und dann wieder ganz zurück in diesem Raum sind.«

Imagination: Meine sichere Trauerbank

Im Nachgespräch ermutigen Sie dazu, sich diese inneren Bänke im Alltag vorzustellen, um sich mit den Gefühlen von Dankbarkeit und Nähe oder dem, was wichtig war zu verbinden. Sie können auch dazu ermutigen, diese Schildchen zu Hause aufzumalen oder eine Foto-Collage zu den persönlichen Bank-Erinnerungen zu gestalten.

Sie können auch das **AB 35** »Meine kreative Trauerbank« nutzen, um sich weiter mit der Gestaltung und den für Sie wichtigen Themen zu befassen, die Sie weiterverfolgen möchten.

Das Weiterleben mit Verlusten kann eher gelingen, wenn man sich klarmacht, dass es eine innere Schatzkiste an Erfahrungen gibt, die wir gezielt aktivieren können.

Meine kreative Trauerbank

»Kreativität ist die Fähigkeit, etwas zu erschaffen, was neu oder originell und dabei nützlich oder brauchbar ist« (Wikipedia, 2024b). Alle Menschen sind gewissermaßen jeden Tag kreativ, indem ihr Gehirn erfahrungsabhängig neue und teils ungewohnte synaptische Verbindungen produziert.

Die US-amerikanische Künstlerin Finnegan Shannon (https://shannonfinnegan.com/) hat als Kunstprojekt beispielsweise blaue Bänke beschriftet, um u. a. damit auf fehlende Sitzgelegenheiten in Museen, besonders für behinderte oder ältere Menschen aufmerksam zu machen.

Auf den blauen Bänken steht z. B. in weißer Schrift auf blauer Bank:
- »I WANT TIME WITH THE SKY & THE BREEZE. SIT IF YOU AGREE«

oder auf einer anderen Bank steht:
- I NEED A BREAK: REST HERE IF YOU AGREE«

Vielleicht inspiriert Sie dieses Kunstprojekt dazu, Ihre kreative Trauerbank so zu imaginieren, dass neue Freiräume für Ihre Bedürfnisse entstehen können. Hier sind einige Fragen, die Sie aufgreifen können, um mit allen Sinnen (Sehen, Hören, Riechen, Schmecken, Spüren) auf Entdeckungsreise zu gehen, was Sie ermutigen könnte, in Ihrer gegenwärtigen Situation, etwas Tröstendes, oder vielleicht sogar etwas Hoffnungsvolles und Freudiges zu entdecken.
- Wie könnte Ihre kreative Trauerbank aussehen?
- Wünschen Sie sich vielleicht bestimmte Begegnungen mit jemandem und könnten Sie sich vorstellen, gemeinsame Zeit mit einem bestimmten Menschen in Ihrer Fantasie oder real auf Ihrer Bank zu verabreden?
- Vielleicht würden Sie sich auch einmal mit einer Fantasiefigur oder einer Figur aus einem Märchen, einem Buch oder einem Film auf Ihrer kreativen Trauerbank austauschen wollen?
- Worüber würden Sie gerne aus Ihrer »Erfahrungs-Schatzkiste« erzählen?
- Sie könnten diese Zeit zum Innehalten so gestalten, dass Sie zu einem festen Ritual für Sie werden kann.
- Worauf könnte Ihre Bank Sie selbst oder auch andere aufmerksam machen?

AB 36 • P

Meine Wünsche für die nächste Zeit

Auf diesem Arbeitsblatt kann in allen Lebenslagen ein Suchprozess angeregt werden, der zu der jeweiligen Lebenssituation passt. Wünsche können sich erfüllen, müssen es aber nicht. Allein die Beschäftigung damit kann wie eine Insel der Hoffnung wirken. Manche Wünsche erscheinen schwer erfüllbar, deshalb ist es hilfreich, sich den ersten kleinsten Schritt in Richtung Wunscherfüllung vorzustellen.

Bitte notieren Sie in Stichworten spontan in den Kreisen, welche Wünsche Sie für die nächste Zeit haben!

- ▶ Welches ist der Wunsch, der Ihnen momentan als erster erfüllbar scheint, welches wäre der zweite, der dritte usw.?
- ▶ Welches wäre der erste Schritt, den Sie tun können, damit sich der jeweilige Wunsch erfüllen kann?

Plan für Aufgaben und Wünsche

Instruktion

Dieses Arbeitsblatt gibt Ihnen die Möglichkeit, sich damit zu beschäftigen, sich einen individuellen, auf Ihre Situation bezogenen Plan zu erstellen.

Nutzen Sie die einzelnen Skalen, um Themen für kurz-, mittel- und langfristige Aufgaben, Wünsche und Ziele zu benennen. Die Beispielthemen sind nur Anregungen, vielleicht haben Sie weitere eigene Einfälle.

Beispiel

Beispiel für Thema 1 »Praktische verlustbezogene Aufgaben«: z. B. Beerdigung planen, Trauerkarten beantworten, Grabgestaltung, Kleiderschrank aufräumen, Fotos sortieren

Beispiel für Thema 2 »Freunde und Familie«: mit wem möchte ich Kontakt haben, was möchte ich unternehmen, wer kann mich unterstützen und wie, Verabredungen oder Besuche planen

Beispiel für Thema 3 »Selbstfürsorge«: wie kann ich für gute Ernährung und Bewegung sorgen, womit kann ich mich verwöhnen, kulturelle Angebote, wie Ausstellungen, Konzerte besuchen, Reise planen

Beispiel für Thema 4 »Garten, Wohnung«: Rasen mähen, Einkäufe tätigen, putzen, einen Gedenkplatz einrichten, Wohnung umgestalten

Beginnen Sie mit ein paar Einträgen, Sie können den Plan fortlaufend ändern und ergänzen und auch farbig gestalten.

SMART-Modell. Darüber hinaus können Sie Ihren Plan auch mithilfe des sog. SMART-Modells konkretisieren.

SMART bedeutet, dass die Ziele spezifisch, überprüfbar, attraktiv, und realistisch sind und sich auf ein bestimmtes Zeitfenster beziehen sollen.

S specific / spezifisch
M measurable / messbar / überprüfbar
A attractive / attraktiv
R realistic / realistisch
T time-framed / Zeitfenster

Plan für Aufgaben und Wünsche

Zeit	Thema 1	Thema 2	Thema 3	Thema 4
Die nächsten zwei Wochen von: bis:				
Die nächsten drei Monate von: bis:				
Die nächsten 10–12 Monate von: bis:				

Sieben Zutaten, die zusammenpassen

Wer in Deutschland im Bundesland Hessen großgeworden ist oder Kontakte zu Personen hat, die Verbindungen zu Hessen haben, hat bestimmt schon einmal etwas von der Frankfurter Grünen Soße (»Grie Soß«) gehört oder diese auch gegessen oder sogar selbst schon zubereitet. Es ist eine kalte Kräutersoße mit sieben Kräutern: Borretsch, Kerbel, Kresse, Petersilie, Pimpinelle, Sauerampfer und Schnittlauch. Sieben Kräuter müssen es sein. Diese werden gewaschen und dann z. B. mit einem Wiegemesser kleingeschnitten und danach unter die weiteren Zutaten (Joghurt, Schmand, saure Sahne, hartgekochte und dann kleingehackte Eier, Pfeffer, Salz, wenig Zitronensaft und etwas Senf) gerührt und kalt serviert. Dazu werden gerne frisch gekochte Kartoffeln gegessen. Die Kräuter werden übrigens in traditioneller Verpackung in einer Art Papierrolle verkauft. Die »Grie-Soß«-Saison beginnt traditionellerweise an Gründonnerstag und dauert bis zum ersten Frost.

Dieses traditionelle Rezept soll übrigens auch eine Lieblingsspeise des Dichters und Schriftstellers Johann Wolfgang von Goethe sein, der 1749 in Frankfurt am Main geboren wurde und 1832 in Weimar gestorben ist. Essen war offensichtlich in der Familie Goethe auch eine wichtige Ressource. So geht ein Gedicht zu Neujahr mit dem Titel *Ein Rezept für jeden Tag* auf Wolfgangs Mutter Catharina Elisabeth Goethe zurück.

> »Ein Rezept für jeden Tag. / Man nehme 12 Monate, / putze sie ganz sauber von Angst, / und bitteren Gedanken. / Dann zerlegt man jeden Monat in 30 oder 31 Teile, / sodass ein Vorrat für ein ganzes Jahr reicht. / Nun wird jeder Tag einzeln angerichtet aus / einem Teil Arbeit und zwei Teilen / Frohsinn und Humor. / Danach füge man drei gehäufte Esslöffel / Optimismus hinzu, / einen Teelöffel Toleranz, ein Körnchen / Ironie und Takt. / Jetzt wird noch alles reichlich und / mit viel Liebe übergossen. / Das fertige Gericht empfiehlt sich / jetzt noch mit einem Sträußchen kleiner / Aufmerksamkeiten zu schmücken / und serviere es dann täglich mit / Heiterkeit und mit einer / guten, erquickenden Tasse Tee …«
>
> *nach Catharina Elisabeth Goethe (1731–1808) (Kammann, 2022)*

Auf diesem Arbeitsblatt können Sie sich einmal in Ruhe damit beschäftigen, welche »sieben Zutaten« Sie kennen, die Ihnen dabei helfen können, sich gut zu fühlen und die im übertragenen Sinn nahrhaft für Sie sind.

Welche von Ihnen definierten, vielleicht für Sie traditionellen »sieben Zutaten« könnten Sie in Ihrer gegenwärtigen Trauer-Situation nutzen, um sich zu nähren, um sich zu stärken. Das könnten bestimmte Speisen sein, ein Frühstück mit sieben Personen oder auch verschiedene persönliche Gewohnheiten, bestimmte Orte oder irgendetwas, was sich für Sie stimmig und passend anfühlt.

Sieben Zutaten, die zusammenpassen

Notieren Sie Ihre sieben Zutaten, die Sie im übertragenen Sinn als nahrhaft und zusammengehörig empfinden. Variationen mit weiteren Zutaten sind möglich. Achten Sie darauf, was Ihr individuelles Wohlbefinden stärken kann. Spüren Sie, was Sie brauchen, um Ihre Trauer in Ihrem Sinne leben zu können.

(1) ....

(2) ....

(3) ....

(4) ....

(5) ....

(6) ....

(7) ....

Die Zahl Sieben hat in vielen weiteren Zusammenhängen eine symbolhafte und mythologische Bedeutung.

Vielleicht kennen Sie auch das Lied *Über sieben Brücken musst du gehen, sieben dunkle Jahre überstehn* ... Der Song wurde erstmals 1978 von der Ost-Berliner Rockband Karat aufgeführt. Berühmt wurde der Song auch in der Interpretation von Peter Maffay.

Wozu könnte Sie dieser Song ermutigen?

....

....

....

....

Trauer von Kindern und Jugendlichen

»Nichts ist mehr, wie es war, wenn ein Elternteil, ein Geschwisterkind, ein Freund oder ein anderer geliebter Mensch stirbt. Trauer ist grenzenlos. Kein Schmerz reicht so tief, braucht so viel Zeit und geht vielleicht nie so ganz. Rund 800.000 Kinder leben in Deutschland, die ein Elternteil oder beide Eltern verloren haben. Eine hohe Zahl – hinter jeder verbirgt sich ein individuelles Schicksal. Aber niemand muss in seiner Trauer allein bleiben« (Familienportal NRW, 2024).

Meist sind Bezugspersonen von Kindern und Jugendlichen mit der Frage beschäftigt, wie viel Offenheit und »Wahrheit« ist dem Kind oder Jugendlichen zumutbar. Dies betrifft einerseits das Trauern um den Tod anderer nahestehender Menschen und gleichzeitig stellen sich diese Fragen auch, wenn ein Kind selbst durch, z. B. eine eigene lebensbegrenzende Erkrankung, mit der Trauer um die begrenzte Zukunft des eigenen Lebens konfrontiert ist.

Kinder und Jugendliche bemerken, wenn im gewohnten persönlichen Umfeld etwas anders ist, besonders dann, wenn es um Änderungen geht, die existenzielle Fragen aufwerfen. Empfehlenswert ist eine altersangemessene Kommunikation anzuregen, auch wenn es unsagbar schwerfällt. »Erfahrungsgemäß können Kinder viel besser mit schwierigen Situationen umgehen, als Eltern es ihnen zutrauen. Oft sind es die eigenen Bedenken und Kummer, der einen um den sprichwörtlich ›heißen Brei‹ herumreden lässt. Wir wissen aus Praxis und Forschung, dass Kinder vor allem durch das Verschweigen und nicht (kindgerechtes) Einbeziehen belastet sind« (Senf & Grabowski, 2024, S. 73).

Dazu gibt es glücklicherweise inzwischen viele Beispiele, wie auch die von Erwachsenen als schwierig erlebten Tabuthemen angemessen kommuniziert werden können. Es sind kindgerechte, an der Lebenssituation orientierte Erfahrungsräume zu schaffen. Trauer geht nicht nebenbei, es braucht Zeit, Zuneigung und Interesse für die vielen neuen Gedanken, Fragen und Gefühle, damit diese kommunizierbar werden können. Manchmal ist es überraschend, mit welchen Themen oder Fragen Kinder angesichts des Todes beschäftigt sind. Kinder gehen oftmals unbelasteter und pragmatischer mit dem Erleben von Endlichkeit um, wenn sie in einem stabilen familiären Rahmen Geborgenheit und Zuneigung erleben. Beispielsweise: »Bekomme ich das Handy von meinem Bruder, wenn er gestorben ist?« oder »Wohin fahren wir denn Weihnachten hin, wenn Oma nicht mehr da ist?«…

Die gewohnten Bindungserfahrungen sollten aktiv durch ein »Update des Alltags« zu neuen Erfahrungen einladen und überdauernde Geborgenheitserfahrungen anschaulich vermitteln.

Auch in den sozialen Medien werden mittlerweile unterschiedliche Erfahrungsräume speziell für Kinder und Jugendliche zu den Themen Abschied, Tod und Trauer angeboten.

- Eine bundesweite Online-Beratung bietet die Website: www.da-sein.de.
- ein Internetportal mit Forum und wöchentlichem Chat für trauernde Kinder und Jugendliche: www.youngwings.de
- ein Portal mit einem geschützten Trauer-Chatroom für den gemeinsamen Austausch mit anderen, die Jugendliche oder junge Erwachsene anspricht, die in einer ähnlichen Situation sind: www.doch-etwas-bleibt.de
- Darüber hinaus gibt es auf diesem Portal zahlreiche Buchhinweise und weitere Links für trauernde Kinder und Jugendliche.
- Einen kindgerechten Umgang mit den Themen Sterben, Tod und Trauer vermitteln beispielsweise die Bücher und YouTube-Videos aus der »Knietzsche-Reihe« (von Kampen, 2022) und https://www.knietzsche.com/news.
- Auch einige der in diesem Buch vorgestellten Materialien können für den Austausch mit Kindern und Jugendlichen hilfreich sein, um Vertrauen und Orientierung für die vielen Fragen und Gefühle anzuregen.

Stein-Ritual mit dem »Wir-schaffen-das-König«

Steine werden in vielen unterschiedlichen Situationen als Symbol für Ermutigung und Hoffnung genutzt. Der »Wir-schaffen-das-König« hat inzwischen schon sehr viele Kinder und auch Erwachsene ermutigt und getröstet. »Geboren« wurde er, um Kindern im Kindergarten Unterstützung in besonderen Zeiten, die schwierig sind, zu schenken. Immer, wenn ein Kind etwas zu bewältigen hatte, wurde der »Wir-schaffen-das-König« ein Stück weit zum Wegbegleiter, um Vertrauen, Hoffnung, Freude und Mut zu wecken. Rituale können Trost spenden und vielleicht auch neue Perspektiven wachrufen auf dem Weg der eigenen Trauer.

Folgendes Beispiel kann das veranschaulichen:

Beispiel

Ein 4-jähriger Junge hatte im Kindergarten davon erzählt, dass sein Vater bald sterben wird, weil er unheilbar krank ist. Die Erzieherin griff diese Mitteilung auf und regte einen Austausch dazu in der ganzen Gruppe an. Die Kindergruppe saß im Kreis zusammen – in der Mitte lag der Stein mit dem »Wir-schaffen-das-König«. Sie fragte u. a. die Kinder, ob sie eigentlich wüssten, wie Tränen aussehen, die zum Abschiednehmen ja meistens dazugehören – dann bat sie jedes Kind darum, spontan zwei Tränen aufzumalen. Danach haben die Kinder die gemalten Bilder mit den Tränen um den König herum gelegt. Plötzlich kamen viele Assoziationen dazu auf, etwa: »Das sieht ja jetzt wie eine Blume aus, wie eine Sonnenblume oder wie eine Phantasieblume …«. Am darauffolgenden Tag ist der Vater tatsächlich schon gestorben. Die Kindergruppe hatte dann die Idee, einen großen Stein zu bemalen und der Familie zum Trost zu schenken. Die Mutter des 4-Jährigen erzählte ein paar Tage später davon, dass dieser Trost-Stein jetzt an der Familienbank im Garten seinen Platz gefunden hat. Jetzt kommt der 4-Jährige oft voller Mitteilungsfreude in den Kindergarten und erzählt z. B.: »Gestern Abend waren wir wieder bei dem Stein und haben dort dem Papa im Garten gute Nacht gesagt«.

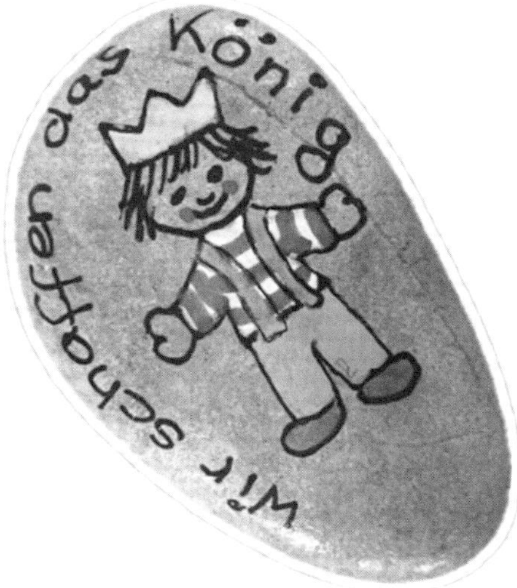

Stein-Ritual mit dem »Wir-schaffen-das-König«

Vielleicht spricht Sie diese anrührende Trauer-Geschichte an und Sie lassen sich von dem Lächeln des »Wir-schaffen-das-König« etwas verzaubern. Vielleicht ermutigt Sie das dazu, sich auch einen Stein anzumalen, oder Sie achten auf Steine, die Ihnen zufällig begegnen.

Für welche Momente wünschen Sie sich die Ermutigung von dem »Wir-schaffen-das-König«?

- ▶ ....
- ▶ ....
- ▶ ....

Wem wünschen Sie die Begegnung mit dem »Wir-schaffen-das-König«?

- ▶ ....
- ▶ ....
- ▶ ....

Tipp

Auch eine »Wir-schaffen-das-Königin« könnte Ihnen begegnen und Ihnen Mut machen.

Zeit-Inseln für Achtsamkeit und Selbstreflexion

Definition

»Eine **Insel** ist eine in einem Meer oder Binnengewässer liegende, auch bei Hochwasser über den Wasserspiegel hinausragende Landmasse, die vollständig von Wasser umgeben, jedoch kein Kontinent ist« (Wikipedia, 2024).

Auf diesem Arbeitsblatt haben Sie Gelegenheit, sich damit zu beschäftigen, welche Zeiten an einem Tag, in einem Monat oder in einem Jahr Sie für einen persönlichen Rückzug nutzen wollen, um sich an einem definierten Ort (Ihrer Insel) aufzuhalten. Diese Insel-Zeit können Sie sich so ausgestalten, dass Sie diese »herausragende Landmasse« für sich nutzen können, um dort etwas zu erleben, was sich vielleicht von Ihrem gewohnten Alltag unterscheidet. Manchmal können solche Zeit-Inseln im Alltag kleine Momente sein, wie der erste Gedanke morgens beim Aufstehen oder der erste Blick aus dem Fenster. Vielleicht wünschen Sie sich auch einen speziellen Tag in der Woche oder im Monat für sich ganz alleine oder mit jemandem gemeinsam zu verbringen. Erlauben Sie sich, sich in Ihrer Fantasie auf die Suche nach Zeit-Insel-Erfahrungen zu machen.

Welche kleine Zeit-Insel möchten Sie täglich bewusst nutzen? Bitte notieren Sie in Stichworten, welche Zeit das sein kann und was Sie in dieser Zeit erleben möchten:

....

....

....

Welche Zeit-Inseln möchten Sie darüber hinaus bewusst nutzen? Bitte notieren Sie in Stichworten, welche Zeit das sein kann und was Sie in dieser Zeit erleben möchten:

....

....

....

Nach wissenschaftlichen Erkenntnissen können Belastungen eher bewältigt werden, wenn man sich bewusst mit stärkenden und aufbauenden Erfahrungen beschäftigt (Tugade & Fredrickson, 2004). Auch dafür bieten sich kleine oder längere Auszeiten auf Ihrer Zeit-Insel an.

Beispielsweise empfiehlt Martin Seligman (2003), der Depressionsforscher und Mitbegründer der Fachrichtung Positive Psychologie, folgende fünf Methoden, um sich durch Achtsamkeit in der Gegenwart Zeit zur Selbstreflexion einzurichten.

Zeit-Inseln für Achtsamkeit und Selbstreflexion

Diese fünf Methoden sind:

(1) Sich anderen Menschen mitteilen und sich über wertvolle Momente austauschen
Mit wem könnten Sie sich austauschen und auf welchem Weg:

....

....

(2) Erinnerungen pflegen
Die Beschäftigung mit vergangenen Erlebnissen eignet sich dazu. Beispielsweise könnten Sie Fotoalben anschauen, Urlaubsreisen erinnern, oder bestimmte Momente wachrufen, in denen Sie sich wohlgefühlt haben. Notieren Sie dazu ein paar Stichworte:

....

....

(3) Sich selbst beglückwünschen
Worüber sind Sie stolz in Ihrem Leben, was ist Ihnen bereits schon alles gelungen? Nennen Sie bitte einige Erfahrungen, die Ihnen spontan einfallen.

....

....

(4) Die eigene Sinneswahrnehmung schärfen
Versuchen Sie einmal, verschiedene Details in Ihrer unmittelbaren Umgebung wahrzunehmen. Was können Sie sehen, was hören Sie, welche Farben gefallen Ihnen?

....

....

(5) Abtauchen in der Gegenwart
Absorbiert sein, sich ganz tief in eine Situation versenken, nichts denken, überlassen Sie sich einfach dem nicht wertenden Fühlen. Was fällt Ihnen dazu ein? Machen Sie sich einige Notizen dazu.

....

....

INFO 19 • T

Der Punkt der Entscheidung

Russ Harris (2020) hat die Akzeptanz- und Commitmenttherapie (ACT) um eine wesentliche Vorgehensweise ergänzt, er nennt es den Punkt der Entscheidung (choice point).

> »Der Punkt der Entscheidung ist ein Hilfsmittel, das schnell Übersicht über unsere Probleme verschafft, Quellen des Leidens identifiziert und formuliert, wie wir sie mit ACT behandeln können. Wir können ihn an jedem Punkt der Therapie einbringen und ihn in vielen verschiedenen Zusammenhängen verwenden.«
>
> *Harris, 2020, S. 32*

Die betroffene Person wird von Beginn an über die Anwendungsvielfalt des »Punkt der Entscheidung« aufgeklärt. Dazu gehört, dass offenes Verhalten und auch verdecktes Verhalten mit dem Punkt der Entscheidung adressiert werden.

Entscheidend ist, womit man aufhören will oder was man weniger machen möchte, das wird als Wegbewegungen definiert.

Hinbewegungen werden alle Verhaltensweisen bezeichnet, mit denen man anfangen möchte oder die man mehr machen will.

Alle einzelnen Situationen und damit verbundenen Gedanken, Gefühle, Erinnerungen, Bedürfnisse, Emotionen, Impulse können in jeweils eine bewusste Richtung gelenkt werden, die durch eine gewollte Entscheidung für eine sog. Hin- oder Wegbewegung spricht. Es geht dabei um die Auswirkung, die eine Aktivität auslöst.

AB 41 • P

ACT-Kontakt mit dem jetzigen Moment – Im Hier und Jetzt sein

Dieses Arbeitsblatt soll Sie dafür sensibilisieren, wie Sie den gegenwärtigen Momenten in Ihrem Leben mehr Aufmerksamkeit schenken können.

Sie können beispielsweise dazu den Fokus verändern: Mal schauen Sie mehr darauf, was Sie in der äußeren Welt wahrnehmen, oder Sie achten einmal bewusst darauf, was Sie in diesem Moment in Ihrer psychischen Innenwelt wahrnehmen. Oder Sie nehmen die Wechselwirkung von beidem wahr.

Wie können Sie mehr psychische Flexibilität durch »Kontakt mit dem jetzigen Moment« erreichen? Sammeln Sie in den Wölkchen in Stichworten ein paar Ideen dazu.

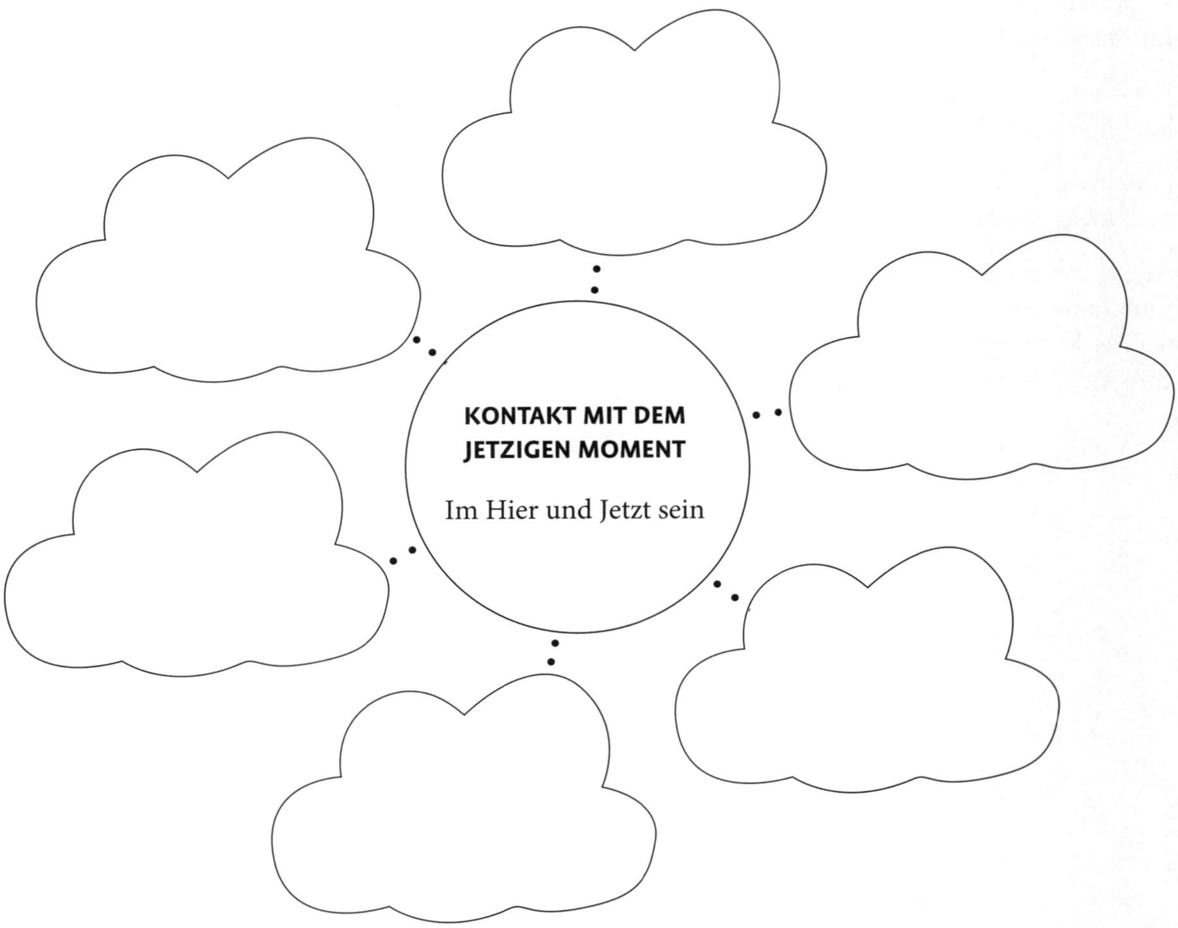

AB 42 • **P**

ACT-Akzeptanz – Sich öffnen

Dieses Arbeitsblatt soll Sie ermutigen, auch unerwünschte Erfahrungen zu benennen und diesen Raum zu geben: Es können Gedanken, Befürchtungen, Erinnerungen oder auch Bilder des Schmerzes sein. Statt gegen diese anzukämpfen, kann es hilfreich sein, sich ihnen zu öffnen, sie wahrzunehmen und sie frei durch sich hindurchfließen zu lassen, um damit Ihre psychische Flexibilität zu erweitern. Nutzen Sie die Wölkchen, um stichwortartig einige unerwünschte Erfahrungen / Themen zu platzieren. Vielleicht spüren Sie, dass sich angesichts Ihres Verlusts so auch neue Verhaltensoptionen ergeben.

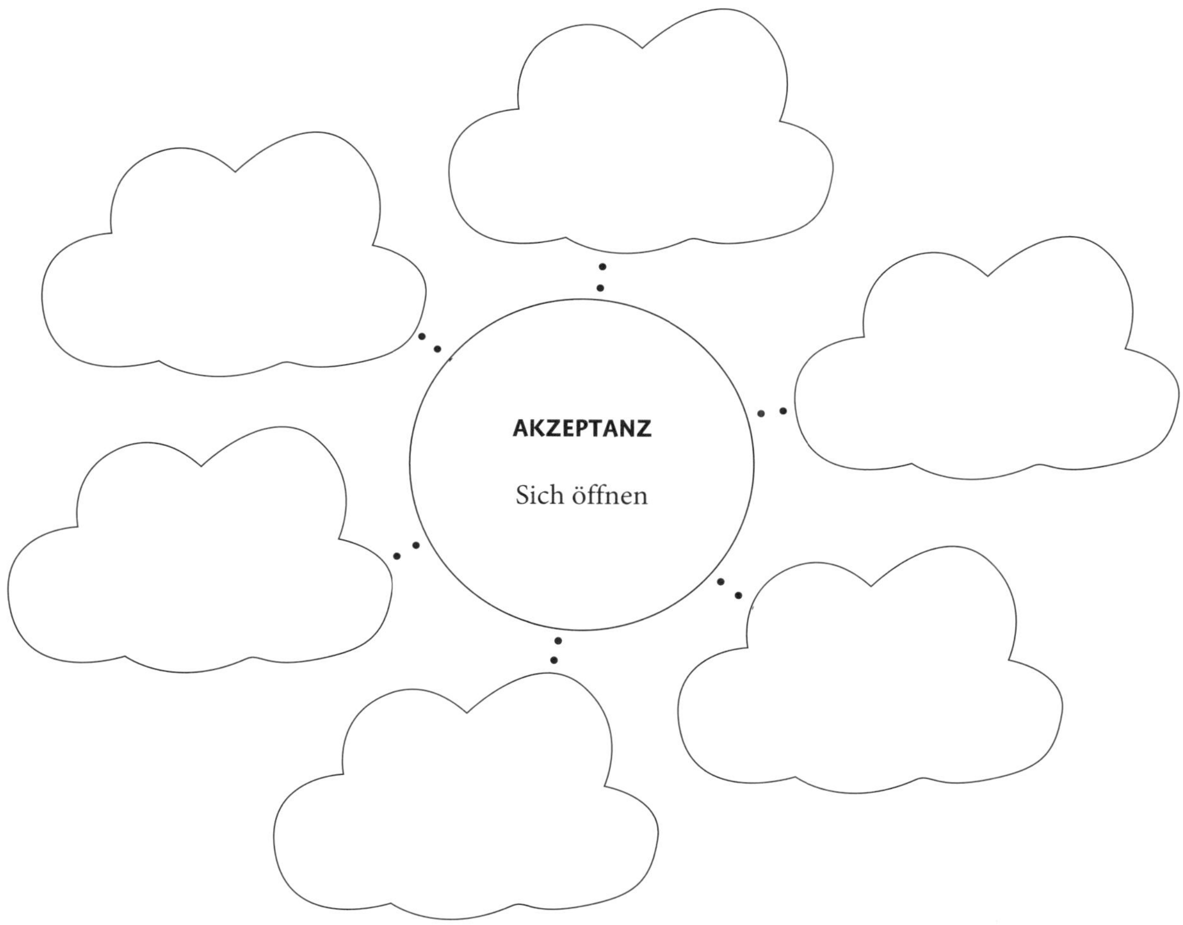

AB 43 • P

ACT-Engagiertes Handeln – Tun, was wichtig ist

Dieses Arbeitsblatt kann Sie dazu auffordern, Prioritäten zu setzen. Dazu sind Ziele und möglicherweise kleinste Schritte der Neuorientierung erforderlich. Nehmen Sie sich Zeit zu spüren, was wirklich wichtig ist in Ihrem Leben – und das kann manchmal auch bedeuten, nicht zu wissen, wo der Weg weitergeht oder wofür Sie sich engagieren wollen oder müssen. Sammeln Sie in den Wölkchen einige Stichworte, die Ihnen im Moment wichtig sind. Vielleicht entsteht dabei eine Idee für den momentan ersten Schritt in die Richtung, das zu tun, was Ihnen wichtig ist.

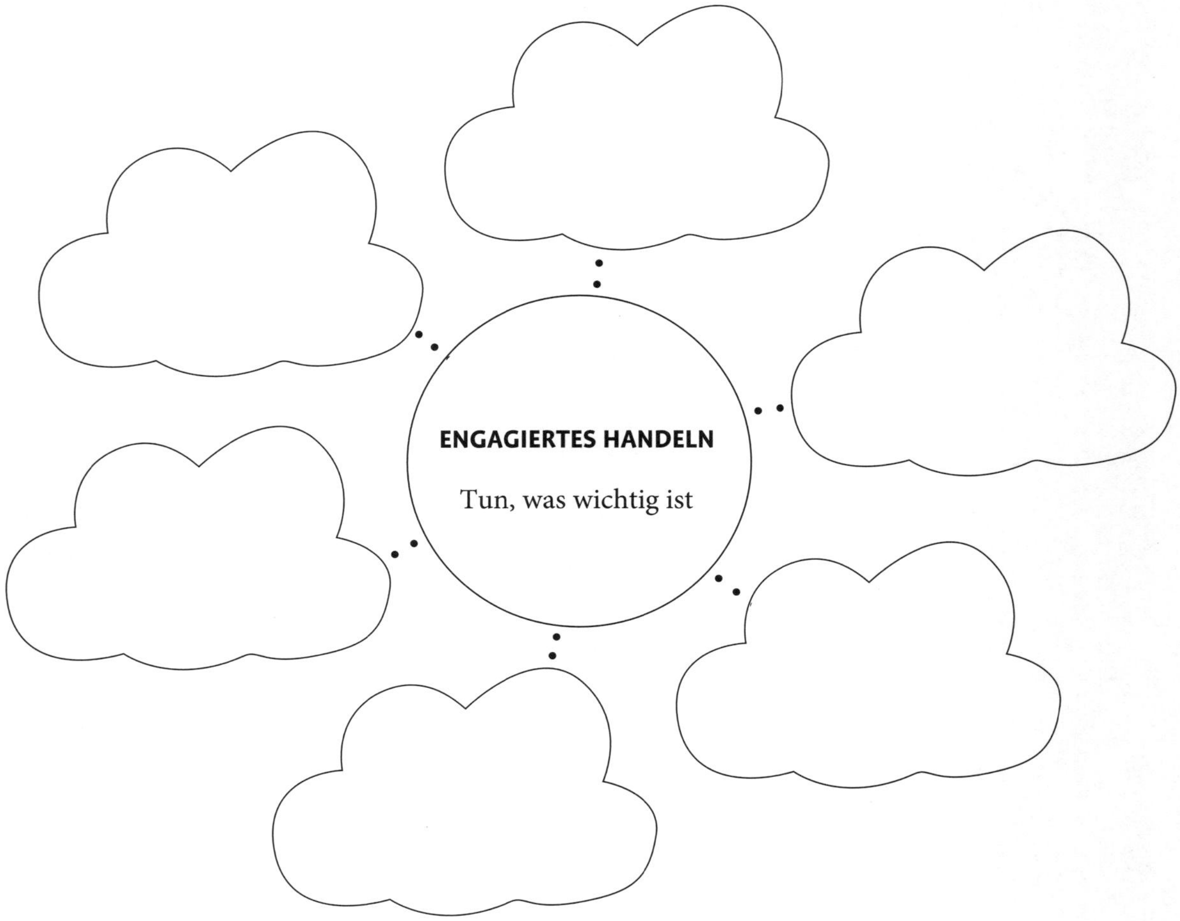

AB 44 • P

ACT-Defusion – Gedanken beobachten

Dieses Arbeitsblatt soll Sie dazu auffordern, zu lernen, wie es ist, wenn Sie Ihre Gedanken beobachten und Sie sich damit von ihnen distanzieren. Sie treten innerlich in der Beobachter-Rolle einen Schritt zurück, indem Sie Ihr Denken beobachten. Sie nehmen wahr, wie wohltuend es sein kann, Gedanken einfach Gedanken sein zu lassen und sich nicht verwickeln zu lassen von Ihren Gedanken.

Notieren Sie einige Gefühle in den Wölkchen, die Sie bei sich wahrnehmen, wenn Sie Ihre Gedanken quasi von außen beobachten.

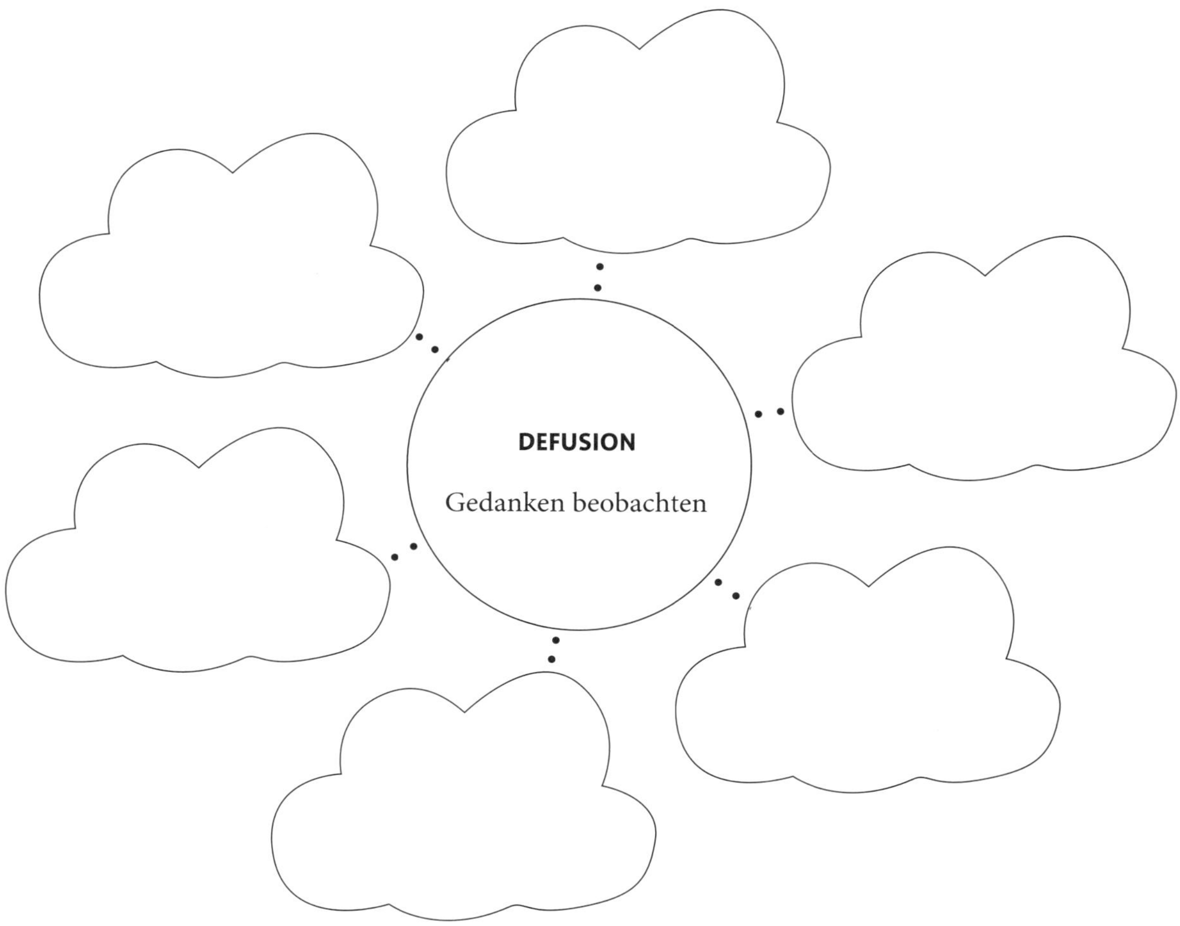

ACT-Selbst als Kontext – Das wahrnehmende Selbst

Dieses Arbeitsblatt lädt Sie dazu ein, den Freiraum für Ihr individuelles Trauerverhalten zu entdecken und zu nutzen. Sie können wahrnehmen, dass Sie eigene Gedanken dazu entwickeln, die Sie bewusst verfolgen, und andererseits beobachten Sie an sich selbst, dass Sie auf das reagieren, was Sie in Ihrem Umfeld wahrnehmen. Diese Erfahrungen können Sie sich bewusst machen und dadurch einen flexiblen Perspektivenwechsel für Ihre Situation einüben. In den Wölkchen können Sie einige Beispiele dazu in Stichworten festhalten.

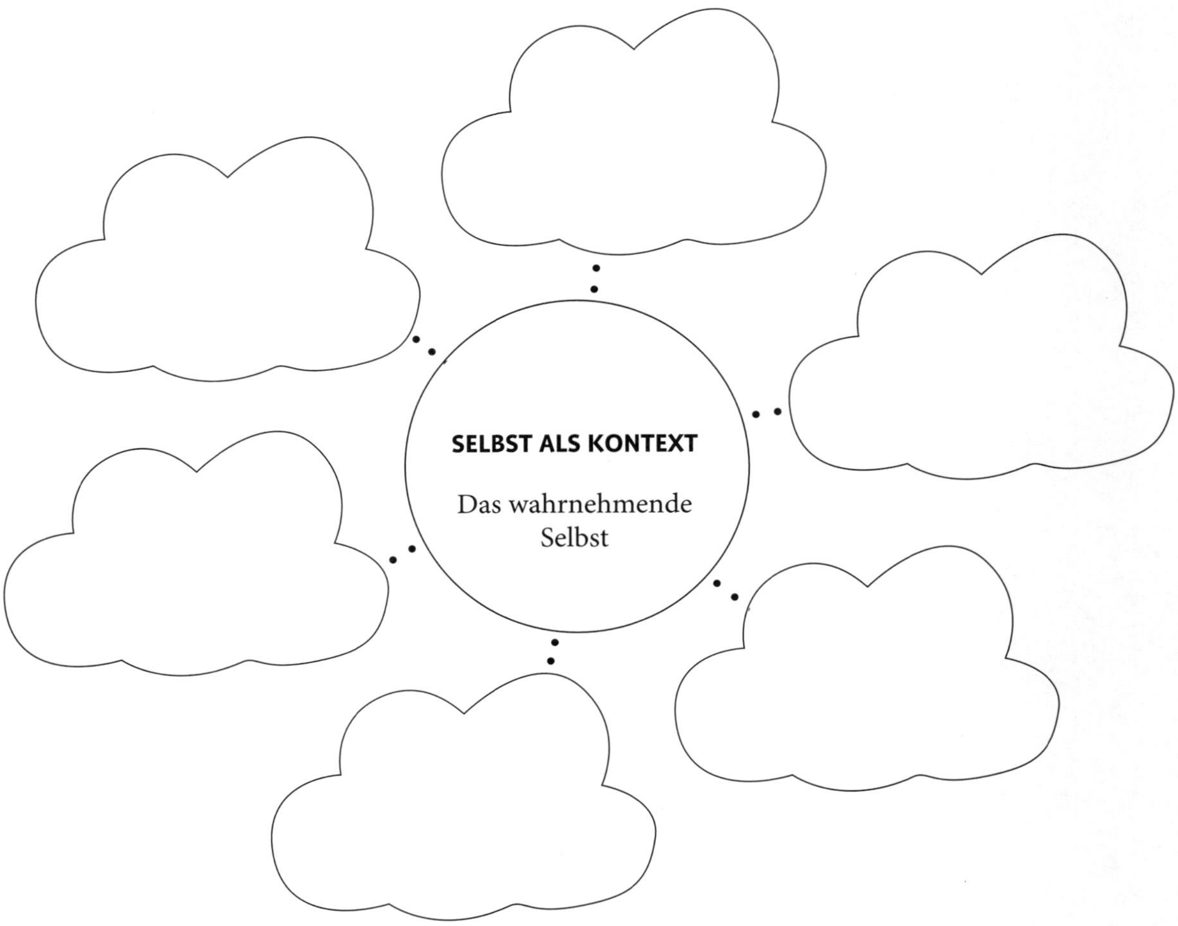

AB 46 • P

ACT-Werte – Wissen was zählt

Auf diesem Arbeitsblatt geht es darum, sich damit zu beschäftigen, wofür Sie sich in Ihrem Leben engagieren wollen. Welche Werte leiten Ihr Handeln – was gibt Ihrem Leben Sinn? Wie können Sie mit dem Verlust Ihres geliebten Menschen eine Orientierung für Ihr Leben (wieder-)finden? Was könnte Ihr persönlicher Werte-Kompass sein? Vielleicht inspiriert Sie diese buddhistische Weisheit dazu, in Ihrer Trauer einen Halt zu finden: »Sobald dein Geist erwacht ist, wirst du jeden Tag mit einem Lächeln beginnen können, denn du weißt, welch großes Geschenk das Leben ist.«

Nutzen Sie die Wölkchen für eigene Impulse zu dem Thema, indem Sie einige Gedanken darin stichwortartig notieren.

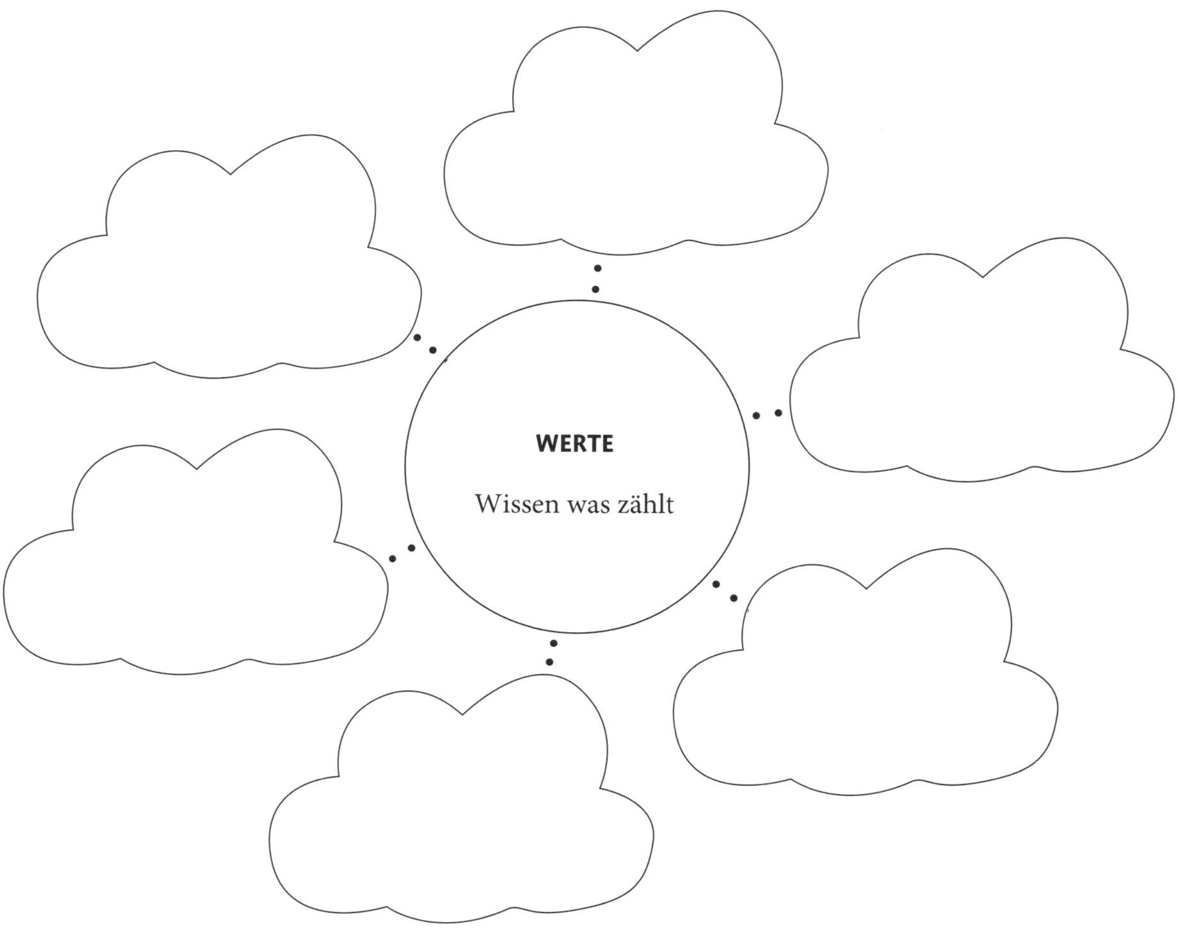

ACT-Impuls: Jahrestage, Feiertage oder andere Tage, die Trigger für Trauer sind

Feiertage, Jahrestage oder auch Urlaubstage sind oftmals Trigger für das Erleben von Trauer. Nichts ist mehr so, wie es gewohnt oder »üblich« war. Eine Verlusterfahrung hebelt frühere Fest- oder Feiertagsroutinen gewissermaßen komplett aus.

Zur Unterstützung für solche Zeiten empfiehlt Julie Manuel (2021) aus der Perspektive Ihrer Erfahrungen mit Krisenberatungen, den Fokus bewusst auf die drei »Cs« Choose, Connect, Communicate zu lenken.

- **Choose:** Wählen Sie aus, wie Sie diesen, für Sie in der Vergangenheit besonderen Tag, aber durch den Verlust heute möglicherweise »schwierigen Tag« verbringen wollen.
- **Connect:** Mit wem oder mit was wollen Sie aus diesem Anlass heraus Kontakt aufnehmen?
- **Communicate:** Haben Sie eine Idee, in welcher Weise Sie an diesem Tag kommunizieren möchten? Soll es vielleicht eine Verabredung sein oder ein Telefongespräch? Vielleicht könnten Sie auch einen besonderen Ort aufsuchen. Sie könnten sich auch gezielt mit dem Menschen innerlich beschäftigen, den Sie »verloren« haben.

Hier haben Sie Gelegenheit, sich im Einzelnen mit den drei Cs zu beschäftigen, um sich konkret mit einem eigenen bevorstehenden »schwierigen Tag« auseinanderzusetzen.

Welcher »schwierige« Tag beschäftigt Sie momentan?

....

Choose: Wie könnten Sie diesen Tag verbringen? Notieren Sie dazu bitte einige Gedanken:

....

....

Connect: Wann und mit wem könnten Sie sich darüber austauschen oder verabreden? Wer fällt Ihnen spontan ein?

Bitte notieren Sie hier den / die Namen der Person(en):

....

Bitte schreiben Sie konkret den Zeitpunkt zur Kontaktaufnahme auf: ....

Wann genau?

....

Mit wem könnten Sie außerdem Kontakt aufnehmen?

....

ACT-Impuls: Jahrestage, Feiertage oder andere Tage, die Trigger für Trauer sind

Communicate: In welcher Weise möchten Sie diesen besonderen Tag verbringen? Hilfreich ist, dass Sie eine Vorstellung dazu entstehen lassen und sich dazu austauschen.

Wie könnte dieser Tag als »Me-Time« ablaufen? Bitte beschreiben Sie mit einigen Stichworten, was Ihnen an diesem Tag wichtig ist:

....

....

....

Beschreiben Sie möglichst viele kleine Details. Und bleiben Sie offen für spontane Änderungen Ihres »Plans«!

Baum-Imagination

Die »Baum-Imagination« hat sich als Intervention zur Stabilisierung und allgemeinen Ressourcenaktivierung in der Traumatherapie etabliert. »Es geht dabei immer um die Themenbereiche: Auftanken, Unterstützung durch die Kräfte der Natur empfangen, Lebenskraft spüren, und – wie ich finde – um Vertrauen in Wachstumsprozesse zu gewinnen und das Bewusstsein für den Wechsel von Jahreszeiten und für andere äußere Einflüsse zu stärken« (Diegelmann, 2007, S. 180). Imaginative und kreative Interventionen können eine stabilisierende Wirkung auf trauernde Patient:innen hervorrufen. Imaginative Stabilisierungstechniken und die Arbeit mit Metaphern haben sich auch in der ambulanten Traumatherapie mit Gruppen bewährt (Keller et al., 2023). Es werden neue Erfahrungen und Interpretationen der subjektiv wahrgenommenen Lebenssituation angeregt und ein Ressourcen- und Annäherungspriming (Flückiger et al., 2008; Grawe, 2004) für konstruktive Lernerfahrungen wird ermöglicht.

Instruktion

Die folgende Baum-Imagination soll zur Entspannung und Stärkung der Ressourcen Ihrer Patient:innen beitragen, es ist eine Übung zum Auftanken.

»Machen Sie es sich so bequem wie möglich und genießen Sie es, jetzt ein wenig Zeit für diese Übung zu haben … Schließen Sie dafür am besten Ihre Augen und lenken Sie Ihre Aufmerksamkeit nach innen … Wir beginnen mit einer kleinen Atementspannung … Sie müssen jetzt nichts tun, nichts leisten, genießen Sie es einfach, soweit Ihnen das im Moment möglich ist, sich zu entspannen. Achten Sie dazu einmal bewusst auf Ihren Atem … wie sich beim Einatmen Ihre Bauchdecke hebt … und beim Ausatmen wieder senkt … Beobachten Sie diesen Wechsel von einatmen und wieder ausatmen einfach einige Momente … Jetzt möchte ich Sie zu einem weiteren Schritt einladen … Stellen Sie sich jetzt eine für Sie angenehme Landschaft vor … es kann eine Ihnen bekannte Landschaft sein oder auch eine Fantasielandschaft … oder auch eine Kombination aus Erinnerung und Fantasie … Sie schauen sich ein wenig um, ob Sie irgendwo einen Baum sehen, der Ihnen gefällt … Stellen Sie sich einfach einen Baum vor, der alles hat, was er braucht … Nehmen Sie sich etwas Zeit dazu … Wenn Sie möchten, können Sie mir, indem Sie Ihre Augen weiter geschlossen lassen, davon erzählen, was vor Ihrem inneren Auge auftaucht, Sie können das aber auch ganz für sich in Ihrer Vorstellung wahrnehmen ohne dazu etwas auszusprechen. Vielleicht sehen Sie in der Nähe oder in der Ferne einen Baum … Vielleicht ist es möglich, dass Sie mit allen Ihren Sinnen den Baum wahrnehmen. Sie betrachten den Baum … Achten Sie auf alle Details, die Ihnen wichtig sind … Vielleicht ist es auch die Jahreszeit, oder auch die Tageszeit … Spüren Sie, was für Sie von Bedeutung ist, wenn Sie sich mit diesem, Ihrem Baum beschäftigen … Vielleicht können Sie auch etwas hören, z. B. den Wind oder auch irgendetwas anderes, das für Sie angenehm ist … Sie können sich alles so ausmalen, dass es für Sie vollkommen stimmig, schön und angenehm ist … Vielleicht nehmen Sie auch bestimmte angenehme Gerüche wahr, etwa von Holz oder Harz oder Rinde oder Erde oder von etwas anderem, dass Ihnen angenehm ist. Vielleicht haben Sie Lust, den Baum näher zu betrachten, wenn Sie möchten, nehmen Sie Kontakt zu dem Baum auf. Sie können den Baumstamm ertasten oder ganz speziell die Rinde. Wenn Sie möchten, können Sie sich jetzt auch vorstellen, sich an den Baum anzulehnen, oder Sie stellen sich vielleicht vor, das Sie ganz mit dem Baum eins sind, das Sie selbst der Baum sind … Sie spüren die Wurzeln des Baumes in der Erde … Sie spüren den Baumstamm … Sie nehmen die Äste und Zweige im Licht und in der Luft wahr und können Gefühle von Weite und Freiheit erleben, die damit verbunden sein können … Wenn Sie möchten, spüren Sie, … wie es ist, sich frei und gleichzeitig verwurzelt zu fühlen … wie angenehm es sein

Baum-Imagination

kann, Halt zu spüren durch die verzweigten Wurzeln in der Erde ... Oder Sie spüren, wie gut es tun kann, Kraft aufzutanken durch das Sonnenlicht ... Sie nehmen alles ganz achtsam auf und können vielleicht spüren, wie viel Kraft und Lebensenergie aus der Erde und dem Licht für Sie da ist, und lassen diese von Ihrem Körper aufnehmen ... Sie spüren auch, wie Sie durch die Energie der Sonne und der Luft auftanken und spüren, wie gut es ist, dafür nichts tun zu müssen, je mehr Energie Sie brauchen, umso mehr ist für Sie da. Zum Abschluss der Imagination stellen Sie sich darauf ein, dass Sie sich von Ihrem Baum, von dieser Übung wieder verabschieden, begleiten Sie dies mit einem kleinstmöglichen Lächeln auf Ihren Lippen ... und kommen wieder in Ihrer Vorstellung aus dem Baum zurück, oder wenn Sie sich angelehnt hatten, entfernen Sie sich innerlich ein paar Schritte von Ihrem Baum. Wenn Sie möchten, können Sie sich auch bei Ihrem Baum bedanken in dem Wissen, dass Sie jederzeit wieder zu dem Baum Kontakt aufnehmen können. Sie schauen sich den Baum noch einmal aus der Distanz an und wenn Sie möchten, können Sie auch die umgebende Landschaft noch einmal betrachten und verabschieden Sie sich dann in Ihrem persönlichen Rhythmus von dieser Imaginationsübung ... Lenken Sie dann Ihre Aufmerksamkeit wieder nach außen, nehmen die Entspannung zurück, in dem Sie sich räkeln und strecken, öffnen Sie dann wieder Ihre Augen und dann sind Sie wieder mit Ihrer Aufmerksamkeit zurück in diesem Raum«.

Nach der Imagination werden die Patient:innen, die während der Imaginationsübung geschwiegen haben (oder die Übung wurde in der Gruppe durchgeführt), gefragt, ob sie dem / der Therapeut:in von ihrem Erleben berichten möchten. Wenn ja, hören Sie interessiert und zugewandt zu, ohne bewertende Kommentare abzugeben.

Sie können nach dieser Imaginationsübung den Baum auch spontan auf einem Zeichenblockblatt darstellen lassen. Dadurch können sich die angenehmen Gefühle, die mit der Imaginationsübung verbunden sind, noch intensivieren. Auch wenn diese gemalten Bilder nicht die reale Erfahrung der imaginativen Arbeit abbilden, so kann eine ermutigende, unterstützende Haltung des / der Therapeut:in dazu beitragen, dass sich durch das Malen die erlebten Gefühle um das »Baum-Gefühl« noch verstärken. Das gemalte Bild kann gewissermaßen die Ressourcenerfahrung symbolisieren und im Außen gemeinsam betrachtet werden. Es können dazu auch Assoziationen ausgetauscht werden. Manchmal kann die gespürte Verbindung mit einem Baum auch dazu einladen, diesem Baum etwas anzuvertrauen oder dort eine Verbindung zu dem verstorbenen Menschen in symbolischer Weise zu spüren.

Es ist auch möglich, nach der Baum-Imagination anzuregen, auf die Suche nach einem realen Baum in der vertrauten Umgebung zu gehen. Ein solcher Baum könnte dann auch ein Ort für den Austausch von Gedanken, Sorgen, Trost oder auch von Wünschen werden.

Das Motiv des Baumes bietet unendlich viele Erfahrungsräume an, die auch Metaphern von Entwicklung, Leben, Geborgenheit, Abschied, Neubeginn und Schutz beinhalten können.

AB 49 • T

Imagination Wolken und Regenbogen

Die Imagination zum Thema »Wolken und Regenbogen« kann dazu ermutigen, sich dem gegenwärtigen Augenblick anzuvertrauen. Die Verbindung von Erde und Himmel kann dabei helfen den Blick zu weiten und andere Perspektiven einzunehmen.

Instruktion

»Bitte setzen oder legen Sie sich bequem hin und stellen Sie sich darauf ein, dass Sie jetzt eine Zeit zum Ausruhen und zur Entspannung haben ... Zu Beginn möchte ich Sie bitten, zunächst Ihren Atem wahrzunehmen ... Sie spüren, wie sich beim Einatmen die Bauchdecke sanft hebt und beim Ausatmen wieder sanft senkt ... Einfach einatmen und wieder ausatmen ... Sie können diesen Wechsel von ein- und wieder ausatmen genießen und spüren vielleicht dabei, dass sich die Entspannung in Ihrem Körper ausbreitet und Sie sich dabei immer mehr entspannen ... einfach ein und wieder ausatmen ... Dann können Sie sich vorstellen, dass eine für Sie angenehme Landschaft auftaucht, das kann eine Ihnen bekannte Umgebung sein oder auch eine Fantasievorstellung ... oder vielleicht eine Mischung aus beidem ... Sie spüren, welcher Ausblick Ihnen gerade gut tut ... Achten Sie einfach auf einige Details, die Ihnen dabei wichtig sind ... das können Farben sein oder Geräusche ... oder auch ein bestimmter Duft ... Sie können sich alles so ausmalen, dass Sie sich wohlfühlen können ... und nach einiger Zeit schauen Sie in den Himmel und beobachten, wie die Wolken ganz langsam vorbeiziehen ... Sie beobachten die Form und die Farben der Wolken ... Sie spüren vielleicht dabei auch einen leisen Windzug auf Ihrer Haut ... Sie genießen es, Zeit zu haben, einfach einmal in den Himmel zu schauen und vielleicht dabei einige Wolken zu beobachten ... Mit jedem Blick merken Sie, die Wolken ändern sich ... jeder Augenblick überrascht Sie mit neuen Details ... die Wolken sind andere geworden ...

Sie können auch Ihre Gedanken mit den Wolken weiterziehen lassen ... und spüren, wie wohltuend es sein kann, Ihre Gedanken dem Zug der Wolken anzuvertrauen ... nichts hält sie auf ... Sie spüren die Ruhe und vielleicht auch etwas Erleichterung bei dem Gedanken, dass Sie Ihre Gedanken einfach einmal dem Universum anvertrauen ... Nach einer gewissen Zeit bemerken Sie auf einmal, dass in der Ferne plötzlich ein Regenbogen erscheint ... Sie betrachten das Farbenspiel am Himmel und versuchen, den Anfang und das Ende des Regenbogens zu entdecken ... Vielleicht ändern sich die Farben etwas dabei ... Sie genießen einfach diesen Augenblick ... vielleicht hat der Regenbogen auch eine bestimmte Botschaft, die Sie spüren können ... vielleicht aber auch nicht ... Es ist so, wie es ist, okay ... In Gedanken suchen Sie sich jetzt zum Abschluss dieser kleinen Entspannungsreise einen Platz, von dem aus Sie sich von dem inneren Ausflug auch wieder verabschieden können ... Sie nehmen in eigenem Rhythmus die Entspannung zurück, Sie räkeln und strecken sich dabei und kommen dann mit Ihrer Aufmerksamkeit hier her zurück in den Raum, in dem Sie gerade sind.«

Nach der Imagination kann ein Austausch über das Erleben stattfinden. Wichtig ist, darauf hinzuweisen, dass diese »innere Reise« jederzeit zur Entspannung und Entlastung genutzt werden kann und dass neue innere Bilder dazu auftauchen können. So wie die Formationen von Wolken auch nie gleichbleiben.

4 Traumafokussierte Interventionen bei Trauer

Eine Anhaltende Trauerstörung (ATS) ist häufig mit komorbiden Störungen verbunden. Aber auch Trauernde ohne ATS erleben häufig einzelne Symptome anderer Störungen, beispielsweise Intrusionen, ohne die kompletten Diagnosekriterien einer Posttraumatischen Belastungsstörung (PTBS) zu erfüllen. Nach Komischke-Konnerup et al. (2021) erleben sogar bis zu 70% der Erwachsenen mit einer ATS auch eine oder mehrere andere Arten von Trauerreaktionen, und zwar 63% Depression, 54% Angst und 49% eine PTBS.

In der Behandlung von ATS ist ein Hauptziel, das auf den Verlust bezogene Traumagedächtnis zu aktualisieren, es geht um ein Update des Trauergedächtnisses. So kann der traumatische Verlust verarbeitet werden, indem prä- und posttraumatische Erfahrungen integriert werden. Beispielsweise können Intrusionen über diesen Weg mit den realen Erfahrungen verbunden, im expliziten Gedächtnis gespeichert und so integriert werden.

Unterschiede PTBS vs. ATS. Die traumafokussierte Behandlung von Patient:innen mit einer ATS unterscheidet sich in einigen Aspekten von denjenigen mit einer PTBS. Beispielsweise sind primäre Emotionen bei PTBS üblicherweise Angst, Ärger, Schuld oder Scham, bezogen auf die Bewertung des traumatischen Geschehens. Bei ATS sind die Hauptemotionen dagegen eher intensive Traurigkeit und Sehnsucht nach der verstorbenen Person. Intrusionen beziehen sich bei ATS eher auf Verlustgefühle, bei PTBS beziehen sich Intrusionen eher auf eine Bedrohung, die mit dem traumatischen Geschehen verbunden ist. PTBS-Patient:innen vermeiden eher Trigger, die mit dem Trauma verbunden sind, wohingegen Patient:innen mit ATS eher Trigger vermeiden, die den Verlust spürbar machen (Duffy & Wild, 2023).

Wenn der Verlust mit einem traumatischen Ereignis oder einzelnen traumatischen Situationen verbunden war, ist in der Regel der »normale« Trauerprozess blockiert. Die traumatherapeutische Bearbeitung dieser Situationen sollte deshalb immer Vorrang haben. Für betroffene Patient:innen ist Psychoedukation in diesem Zusammenhang und allgemein die »Normalisierung« von PTBS-Symptomen besonders wichtig, zumal diese Symptome, besonders die Intrusionen und die Reaktion auf Trigger, oft als beängstigend erlebt werden.

Allgemeine Behandlungsbausteine bei den unterschiedlichen traumafokussierten Behandlungsansätzen sind:

- Psychoedukation: Vermittlung eines Störungs- und Behandlungsmodells. Normalisierung der PTBS-Symptome
- Angstbewältigung / Ressourcenaktivierung: Erwerb von Fertigkeiten zur Unterstützung der Konfrontation in sensu und in vivo
- Die Konfrontation (exposure) mit den traumatischen Erfahrungen in sensu und / oder in vivo zielt auf:
  - Angstbewältigung statt Vermeidungsverhalten und Habituation
  - Stärkung des Selbstwirksamkeitserlebens durch erfolgreiche Konfrontation
  - kognitive Neubewertung: Identifikation, Elaboration und Modifikation traumarelevanter dysfunktionaler Kognitionen
  - ein Update des Trauergedächtnisses

Die traumafokussierenden Behandlungsansätze legen den Schwerpunkt auf die Verarbeitung und die Integration der mit dem traumatischen Verlust verbundenen Erinnerungen und die Veränderung der dysfunktionalen Bewertungen.

Arbeits- und Informationsmaterial

INFO 20 Traumafokussierte Kognitive Verhaltenstherapie (TF-KVT)
Das Informationsblatt beschreibt wesentliche Aspekte, die speziell für die Arbeit mit Trauernden wichtig sind.

AB 50 Bearbeitung von Intrusionen: Was war damals, was weiß ich heute?
Das Arbeitsblatt gibt Beispiele für typische Intrusionen und ermutigt dazu, den Umgang mit Intrusionen zu erlernen.

INFO 21 Typische Trigger bei Todesfolgen nach einem Verkehrsunfall
Auf diesem Informationsblatt wird exemplarisch anhand eines traumatischen Verlusts dargestellt, wie völlig normale Alltagssituationen zum Trigger werden und ein funktionales Trauerverhalten einschränken können.

AB 51 Sensibilisierung für Triggersituationen
Dieses Arbeitsblatt sensibilisiert für eine schrittweise Identifikation von Triggersituationen.

AB 52 Trigger-Analyse
Das Arbeitsblatt ermutigt dazu, neue Erfahrungen mit Triggern zu machen.

INFO 22 Eye Movement Desensitization and Reprocessing (EMDR)
EMDR zählt neben der Kognitiven Verhaltenstherapie zu den wissenschaftlich anerkannten Behandlungsempfehlungen zur Behandlung von Traumafolgestörungen. Es wird das zugrunde liegende Modell in einer Übersicht vorgestellt und mögliche Anwendungsgebiete bei Trauer genannt.

AB 53 EMDR-Ablaufschema Trauer
Das Arbeitsblatt beschreibt das EMDR-Ablaufschema Trauer und gibt Hinweise für trauerbezogene Einwebungen. Darüber hinaus wird die sog. Flashforward-Technik vorgestellt.

AB 54 Distanzierungstechnik – CIPOS
CIPOS ist eine bewährte Technik im EMDR und kann sehr gut in Stresssituationen zur Entlastung im Umgang mit Trauer zur Anwendung kommen.

INFO 23 Imagery Rescripting and Reprocessing Therapy (IRRT)
Das Informationsblatt stellt das Vorgehen und Ablaufschema von IRRT als traumafokussierendes Verfahren vor.

AB 55 IRRT-Ablaufschema – Trauer
Auf diesem Arbeitsblatt werden Modifikation von IRRT mit Beispielen für die Anwendung bei Trauer beschrieben.

INFO 24 Conflict Imagination, Painting and Bilateral Stimulation (CIPBS)
Das Informationsblatt stellt die EMDR-basierte kreative Vorgehensweise mit CIPBS zur schonenden und ressourcenaktivierenden Arbeit vor. Es werden Gemeinsamkeiten und Unterschiede zu EMDR im Überblick veranschaulicht.

AB 56 Ablaufschema CIPBS-Prozess bei Trauer im Überblick
Das Ablaufschema mit CIPBS wird detailliert beschreiben und anhand eines Fallbeispiels zusätzlich veranschaulicht.

INFO 25 Palliative Situation und Trauer
Auf dem Informationsblatt werden Stadien der palliativen Situation unterschieden und Hinweise für den Umgang damit gegeben.

AB 57 Das letzte Kleidungsstück

Das Arbeitsblatt ermutigt zu einer achtsamen Beschäftigung mit dem Thema, gibt Beispiele und stellt handlungsleitende Fragen dazu.

INFO 26 Der Tod von Kindern

Das Informationsblatt gibt einen Überblick zu den besonderen Herausforderungen beim Tod von Kindern und Jugendlichen.

INFO 27 Resilienz-Symbole für den Umgang mit einem verstorbenen Kind

Dieses Arbeitsblatt soll darauf aufmerksam machen, sich mit Resilienz-Symbolen zu beschäftigen, die passend erscheinen.

INFO 28 Suizid und Trauer

Es werden Unterschiede der Verlustverarbeitung bei Tod durch Suizid zu anderen Todesarten behandelt und Hinweise für Themenschwerpunkte als Gruppenintervention gegeben.

INFO 29 Würde und Trauer

Das Informationsblatt stellt das Konzept der Würdezentrierten Therapie nach Chochinov vor. Darüberhinausgehend wird angeregt, Verstorbenen die Würde zurückzugeben. Das Vorgehen wird anhand von Praxisbeispielen illustriert.

AB 58 Würdeschenkende Aufmerksamkeit

Das Arbeitsblatt gibt Gelegenheit, sich mit dem Thema Würde näher zu beschäftigen, und enthält Beispiele für Würdeschenkende Aufmerksamkeit.

INFO 30 Letzte-Hilfe-Kurse

Auf diesem Informationsblatt sind einige, auch aktuelle Informationen zum Thema »Letzte-Hilfe-Kurse« zusammengestellt.

AB 59 Imagination – Ort der Ruhe und der Kraft

Die erste Zeit nach dem Tod eines geliebten Menschen ist häufig geprägt von Unruhe, Verzweiflung und tiefer Erschütterung. Diese Imagination zielt darauf, sich mit allen Sinnen einen inneren Ort zu schaffen, um Ruhe zu finden und aufzutanken.

AB 60 Friedhöfe und Gräber

Dieses Arbeitsblatt gibt Gelegenheit, sich mit ganz persönlichen Erfahrungen zu Bestattungsformen und -orten zu beschäftigen.

AB 61 Friedhof als Oase zum Auftanken

Dieses Arbeitsblatt lädt dazu ein, sich Gedanken darüber zu machen, ob es einen Ort auf einem Friedhof gibt, der eine Oase der Ruhe sein kann. Beispiele geben Anregungen dazu.

AB 62 Kunst, Musik und Literatur als Trauer-Ressource

Kunst, Musik und Literatur können als Trauer-Ressource eine stabilisierende Wirkung erzielen, den Blick weiten und eine Quelle von Trost und Zuversicht sein.

INFO 20 • T

Traumafokussierte Kognitive Verhaltenstherapie (TF-KVT)

Die Traumafokussierte Kognitive Verhaltenstherapie (TF-KVT) basiert auf den Prinzipien der Kognitiven Verhaltenstherapie und beinhaltet üblicherweise als zentrale traumafokussierte Techniken die imaginative Exposition in Bezug auf die Traumaerinnerung, narrative Exposition, Exposition in vivo und / oder kognitive Umstrukturierung in Bezug auf traumabezogene Überzeugungen.

Das Kognitive Modell nach Ehlers und Clark (2000) kann als Grundlage für die Therapie von Menschen genutzt werden, die unter einer Anhaltenden Trauerstörung (ATS) leiden. Demnach ist es erforderlich, zwischen Faktoren der Entstehung und Faktoren der Aufrechterhaltung posttraumatischer Symptome zu unterscheiden.

Die traumafokussierte Kognitive Therapie bei PTBS (TF-KVT; Ehlers et al., 2005) wird in zahlreichen nationalen und internationalen Leitlinien als Erstbehandlung für PTBS empfohlen. Aktuelle Studien beschäftigen sich mit der Anwendbarkeit der TF-KVT speziell auf die Behandlung von Menschen, die aus einem traumatischen Trauerfall resultieren. Führt der Tod einer nahestehenden Person zu einer PTBS-Symptomatik bzw. zu Symptomen einer ATS, sind Modifikationen der allgemeinen PTBS-Behandlungsbausteine zu berücksichtigen, siehe **INFO 4** »Traumafokussierte Kognitive Verhaltenstherapie und Trauer« (Duffy & Wild, 2023).

Ein Hauptziel der Behandlung richtet sich dabei darauf, die betroffenen Patient:innen schrittweise darin zu unterstützen, den Fokus vom Verlust durch den Tod des Menschen auf das zu verlagern, was nicht verloren gegangen ist, auf das, was in der Gegenwart trotz allem bleibt. Dazu sind einzelne Behandlungsbausteine erforderlich, um ein Gefühl der Kontinuität der Beziehung zu dem verstorbenen Menschen in der Gegenwart zu ermöglichen. Bevor eine Expositionsbehandlung erfolgt (z. B. Konfrontation mit dem Sterbeort, Foto der verstorbenen Person), ist eine empathische Validierung der Ausnahmesituation unbedingt erforderlich (Wild et al., 2023).

Bearbeitung von Intrusionen: Was war damals, was weiß ich heute?

Auf diesem Arbeitsblatt stehen einige Beispiele für Intrusionen (unwillkürlich auftretende Gedanken, Gefühle, Bilder, die mit der ursprünglich belastenden Situation assoziiert sind), die getriggert durch zufällige Hinweisreize plötzlich und unerwartet auftreten können. Wenn man nicht weiß, dass dies normale Reaktionen sind, die im Zusammenhang mit existenziellen Herausforderungen typischerweise erlebt werden können, befürchten die Betroffenen häufig, nicht mehr klar denken zu können oder gar verrückt zu werden. Daher ist es wichtig, den Umgang mit Intrusionen zu erlernen.

Was war damals, welche belastenden Bilder, Gefühle, Körpergefühle oder Gedanken tauchen ungewollt auf?	**Was weiß ich heute, was kann ich heute stattdessen wahrnehmen, denken und tun?**
Ich rieche manchmal noch den Geruch nach Urin im Krankenzimmer.	Ich rieche angenehmen Kaffeeduft und weiß, dass es im Krankenzimmer trotzdem sauber war.
Ich höre plötzlich die laute Rasselatmung meiner Mutter und spüre Panik.	Ich höre das Vogelgezwitscher und weiß, dass Rasselatmung im Sterbeprozess normal ist und nicht mit Luftnot verbunden ist.
Ich sehe das schmerzverzerrte, ängstliche Gesicht meines Partners.	Ich betrachte Fotos, auf denen mein Partner entspannt lächelt.
Er hat starke Schmerzen und ist allein damit.	Heute weiß ich, dass er keine Schmerzen mehr hatte und auch damals gut umsorgt war.
Die angstvollen Augen meines Kindes schauen mich vor dem Einschlafen an.	Ich habe alles getan, was ich konnte, und habe meinem Kind meine Liebe gezeigt.
Ich sehe plötzlich auf der anderen Straßenseite jemanden und denke, das ist meine verstorbene Freundin, ich bin verwirrt und mein Puls rast.	Es ist schwer für mich zu realisieren, dass meine Freundin wirklich gestorben ist. Mein Leben geht weiter, ich kann mich an viele schöne gemeinsame Erlebnisse erinnern. Das tröstet mich.
Wenn ich im Fernsehen die Sirene eines Krankenwagens höre, stockt mir der Atem und ich gerate in Panik.	Ich sitze gemütlich auf der Couch in meinem Wohnzimmer und es ist nur ein Film. Außerdem denke ich: Krankenwagen sind zur Lebensrettung wichtig.

Bearbeitung von Intrusionen: Was war damals, was weiß ich heute?

▶ Nutzen Sie dieses Arbeitsblatt für die Bearbeitung von eigenen Intrusionen. Welche Beispiele kennen Sie? Was könnten Sie stattdessen heute denken, fühlen, wahrnehmen?

▶ Tragen Sie in der Tabelle Ihre Erfahrungen und Gedanken dazu ein.

Was war damals, welche belastenden Bilder, Gefühle, Körpergefühle oder Gedanken tauchen ungewollt auf?	**Was weiß ich heute, was kann ich heute stattdessen wahrnehmen, denken und tun?**

Weitere Gedanken dazu:

....

....

....

....

....

INFO 21 • T

Typische Trigger bei Todesfolgen nach einem Verkehrsunfall

Bei traumatischen Verlusten können völlig normale Alltagssituationen zum Trigger für heftige emotionale und situationsunangemessene Reaktionen werden.

Als Folge können Trigger …
- ▶ Vermeidungsverhalten,
- ▶ Intrusionen und / oder
- ▶ physiologische Übererregung,

auslösen, wenn die traumatischen Erfahrungen nicht integriert sind.

Bei Tod durch einen schweren Verkehrsunfall sind folgende Unfallassoziierte Trigger / Auslösereize typisch:
- ▶ der Unfallort
- ▶ ähnliche Jahreszeit oder Wetterbedingungen wie bei dem Unfall
- ▶ das Hören des Martinshorns von Rettungswagen oder Feuerwehr
- ▶ der Jahrestag des Unfalls
- ▶ Zeitungs- oder Fernsehberichte über andere schwere Verkehrsunfälle
- ▶ dem Unfallfahrzeug ähnliche Fahrzeugmodelle oder Farben von Autolackierungen
- ▶ Gedanken an die Momente vor dem Unfall, wie z. B. gemeinsames Frühstück

In Folge eines Verkehrsunfalls kann es auch zu besonderen Vorsichtsmaßnahmen / Sicherheitsverhalten kommen, wie z. B.
- ▶ größere Aufmerksamkeit im Verkehr
- ▶ Vermeiden, bei ähnlichen Wetterverhältnissen Auto zu fahren
- ▶ Vermeiden der gleichen Strecke, Umwege fahren
- ▶ keine Autobahn mehr fahren, falls sich der Unfall auf einer Autobahn ereignet hat

Insgesamt wird kurzfristig das frühere Erleben im Straßenverkehr nach dem Unfall als bedrohlicher eingeschätzt.

Folgereaktionen können bei nicht integrierten Erfahrungen zu weitreichenden Einschränkungen im Berufs- und Privatleben führen und eine normale Alltagsgestaltung stark einschränken, was auch zu Einschränkungen von Trauerbewältigungsverhalten führen kann.

Wichtig

Es ist wichtig, Menschen zu ermutigen, eigene Reaktionen zu beobachten und zu lernen, reale Gefahren von noch nicht integrierten Unfallfolgereizen zu unterscheiden.

Eine Sensibilisierung für die Identifikation von Triggern kann ein erster Schritt sein, um in respektvollen kleinen Schritten funktionales Trauerverhalten aufbauen und gestalten zu können.

Ein bedeutsames Ziel der Integration von traumatischen Verlusterfahrungen ist, die mit dem Verlust verbundenen Erfahrungen so zu verarbeiten, dass diese als Vergangenheit erlebt werden können, um das Gefühl der emotionalen Überflutung und Bedrohung in der Gegenwart zu verändern. Gleichzeitig geht es darum, dass die verstorbene Person dennoch in der gefühlten Verbundenheit gegenwärtig weiterleben darf. Erst wenn das möglich wird, kann Trauerbewältigung gelingen.

Sensibilisierung für Triggersituationen

Dieses Arbeitsblatt gibt Ihnen Gelegenheit, sich mit Auslösereizen zu beschäftigen, die Sie, ohne dass Sie es wollen, an besonders belastende Situationen im Zusammenhang mit dem Verlust Ihres geliebten Menschen erinnern.

Es geht dabei darum, dass Sie schrittweise lernen können, sich diese unerwünschten Gefühle, Bilder, Gerüche oder auch andere Sinneserfahrungen, wie bestimmte Geräusche, »zuzumuten«, denn sie sind vorbei, aber beeinflussen Ihren Alltag so, als würden sie bestimmte Momente gerade jetzt erleben.

Betrachten Sie gemeinsam mit Ihrer Therapeutin / Ihrem Therapeuten Schritt für Schritt diese schlimmen Momente genauer, damit Sie wieder in der Gegenwart wirklich mit allen Sinnen trauern können und nicht überflutet werden von den vielen Erinnerungen, die so schmerzlich sind.

Gibt es Situationen, in denen solche Auslösereize in Ihrem gegenwärtigen Alltag auftreten?

Welche belastenden Erinnerungen, Situationen, Bilder oder Reaktionen werden dadurch jeweils bei Ihnen ausgelöst?

....

....

....

....

....

....

....

....

....

....

....

....

....

....

....

AB 52 • P

Trigger-Analyse

Dieses Arbeitsblatt soll Sie dabei unterstützen, Trigger (Auslöser) für ungewollt ausgelöste belastende Erinnerungen, Gefühle und Gedanken und Ihre Reaktionen darauf zu bemerken. Trigger können ähnliche Körperreaktionen hervorrufen wie in der belastenden früheren Situation selbst.

Sie können sich auf diesem Arbeitsblatt damit beschäftigen, was Sie tun können, um zu lernen, mit den belastenden Auslösesituationen oder zufälligen Hinweisreizen andere Erfahrungen zu machen.

Bitte notieren Sie stichwortartig möglichst zeitnah zu Ihrer Trigger-Erfahrung, was Sie erlebt haben.

Welche Trigger/ Auslöser haben Sie bemerkt?	**Wie war Ihre Reaktion, was haben Sie erlebt, was haben Sie gedacht?**	**Wie stark hat Sie das belastet? 0 = gar nicht bis 10 = sehr**	**Was können Sie tun, um das Erleben der belastenden Situation zu verändern?**

INFO 22 • T

Eye Movement Desensitization and Reprocessing (EMDR)

EMDR (Eye Movement Desensitization and Reprocessing) wurde in den 1990er-Jahren von Francine Shapiro als Psychotherapiemethode zur Behandlung von traumatisierten Menschen entwickelt (Shapiro, 2001, 2022). Es wurde neben der Kognitiven Verhaltenstherapie als wissenschaftlich begründete Methode zur Behandlung von Traumafolgestörungen 2006 vom wissenschaftlichen Beirat für Psychotherapie anerkannt. EMDR sollte nur von speziell ausgebildeten und anerkannten Psychotherapeut:innen angewandt werden.

Bei Trauer kann EMDR in bestimmten Fällen und Situationen hilfreich sein, etwa bei Anhaltender Trauerstörung, bei häufigen Intrusionen, für den Umgang mit Triggern oder Albträumen, besonders aber bei der Verarbeitung gewaltsamer oder traumatischer Todesfälle.

Adaptive Information Processing-Modell

Das EMDR zugrunde liegende AIP- (Adaptive Information Processing-)Modell geht von einem Informationsverarbeitungssystem aus, das neue Erfahrungen in das bestehende Netzwerk von Gedanken, Bildern, Gefühlen und Körperempfindungen einpasst. Bei einem Trauma oder einem anderen existenziell bedrohlichen Erlebnis kann es zu Blockaden kommen, wodurch die Erfahrungen inadäquat verarbeitet werden. Dies kann u. a. zu Symptomen wie physiologischer Übererregung, dem Wiedererleben bei bestimmten Triggern und zu Vermeidungsverhalten führen. Die Traumakonfrontation mit EMDR und der dabei angewandten Bilateralen Stimulation (BLS) erleichtert den Prozess der Verarbeitung und die Integration der traumatischen Erinnerung. Neben der traumatischen Erinnerung beinhaltet EMDR auch die Bearbeitung gegenwärtiger traumaassoziierter Trigger sowie auf dem Trauma basierender Zukunftserwartungen.

Therapie mit EMDR

EMDR-Therapie beinhaltet Elemente aus verschiedenen therapeutischen Ansätzen (u. a. freie Assoziation, Prozesse auf bildlicher, körperlicher, imaginativer und kognitiver Ebene). EMDR beinhaltet typischerweise acht Behandlungsphasen, die dem traumaspezifischen Vorgehen von Stabilisierung, Traumabearbeitung und Neuorientierung entsprechen.

Die acht Phasen des EMDR-Ablaufschemas sind:
(1) Anamnese
(2) Stabilisierung und Vorbereitung
(3) Bewertung
(4) Desensibilisierung (Reprozessieren / Verarbeiten / Durcharbeiten)
(5) Verankerung der positiven Kognition
(6) Körpertest
(7) Abschluss
(8) Überprüfung

Charakteristisch für EMDR ist der Einsatz von Bilateraler Stimulation (BLS, z. B. Rechts-Links-Augenbewegungen, taktile Stimulation oder akustische Signale) während der Traumakonfrontation / Desensibilisierungsphase (s. **INFO 10** »Bilaterale Stimulation«).

Bei trauerbezogenen EMDR-Prozessen sollten in einigen Phasen Anpassungen erfolgen (s. **AB 53** »EMDR-Ablaufschema Trauer«). Aktuell werden konkrete EMDR-Modifikationen vorgestellt, die auch das DPM (Stroebe & Schut, 1999) einbeziehen (Solomon, 2024; Spicer, 2024).

EMDR-Ablaufschema Trauer

Die Anwendung von EMDR soll grundsätzlich nur durch approbierte Psychotherapeut:innen erfolgen, die eine zertifizierte EMDR-Ausbildung absolviert haben.

Zusätzlich zum EMDR-Standardablaufschema sollten folgende Aspekte bei Trauer berücksichtigt werden:

(1) Anamnese

Besonderer Wert sollte hier auf Bindungserfahrungen von der Kindheit an sowie auf die Erfahrungen bei der Bewältigung früherer Verluste bzw. Traumatisierungen gelegt werden. Weiterhin sollten im Sinne des DPM (Stroebe & Schut, 1999; Müller et al., 2022) individuelle verlustorientierte und wiederherstellungsorientierte Reaktionen und eigene Bewältigungsstrategien exploriert werden. Ebenso sollten gegenwärtige Trigger und Zukunftsängste erfragt werden.

(2) Stabilisierung und Vorbereitung

Zur Stabilisierung sollte besonders ein Augenmerk auf soziale Ressourcen gelegt werden. Neben den üblichen Übungen wie Wohlfühlort, hilfreichen inneren Objekten oder der Tresorübung können auch viele der in diesem Buch vorgestellten Imaginationsübungen in dieser Phase und auch ggf. zum späteren Einsatz während der Desensibilisierungsphase genutzt werden.

Bei der Erklärung und Erprobung der Art der Bilateralen Stimulation (BLS) empfinden Trauernde besonders das Tapping (abwechselnde Rechts-Links-Berührungen) oft als besonders unterstützend und Halt gebend. Praktisch ist dabei auch, dass durch das Weinen und Benutzen von Taschentüchern der Prozess nicht unterbrochen wird.

(3) Bewertung

Bezogen auf die traumatische Situation wird der schlimmste Moment mit einem dazugehörigen Bild erfragt. Beim Standardvorgehen mit EMDR würde jetzt die negative Kognition erfragt und danach die positive Kognition.

Ähnlich wie bei Menschen mit einer lebensbedrohlichen Erkrankung (z. B. Krebs) können Trauernde in dieser Phase Probleme mit der Erhebung einer positiven Kognition (PC, z. B. »Ich werde überleben«) im Kontrast zu der negativen Kognition (NC, z. B. »Ich sterbe«) haben. Dies wird für die Betroffenen besonders schwierig, wenn sie die PC auf der VoC (Validity of Cognition-)Skala bewerten müssen: »Wie wahr fühlt sich die Aussage ›Ich werde überleben‹ auf einer Skala von 1 bis 7 an, wobei 1 völlig unwahr und 7 völlig wahr ist?«. Empfehlenswert ist deshalb das modifizierte Protokoll nach Parnell (2007), bei dem auf die Erhebung der PC zu Beginn verzichtet wird, zumal sich aus dem EMDR-Prozess in der Regel am Ende immer eine positive Kognition entwickelt, die sich organisch aus dem Prozess ergibt und sich so per se wahr anfühlt. Meist stimmt diese »wahre« PC auch nicht mit der »künstlich« erhobenen PC vor dem Reprozessieren überein. Die Reihenfolge nach dem modifizierten Protokoll nach Parnell (2007):

- Bild: Welches Bild repräsentiert den schlimmsten Moment des Ereignisses?
- Emotionen: Welche Gefühle kommen jetzt in Ihnen auf?
- Körperempfindungen: Wo spüren Sie das in Ihrem Körper?
- Negative Kognition: Was denken / glauben Sie jetzt über sich?
- SUDS (Subjective Units of Disturbance): Grad der subjektiven Belastung (0 bis 10): Auf einer Skala von 0 bis 10, wobei 0 = keine Belastung oder neutral und 10 = die stärkste Belastung, die Sie sich vorstellen können, ist, wie belastend fühlt es sich jetzt für Sie an?

EMDR-Ablaufschema Trauer

(4) Reprozessieren / Desensibilisierung
Zu Beginn der Phase 4 wird das Traumanetzwerk maximal aktiviert durch das Bild, die Gefühle, die Körperempfindungen und die negative Kognition. Dann beginnt die Reprozessierung mithilfe der BLS. Dieser Verarbeitungsprozess wird solange fortgeführt, bis der SUD 0 oder 1 ist. Dann wird die positive Kognition erfragt: »Was glauben Sie jetzt über sich?«

(5) Verankerung der Positiven Kognition
Die ursprünglich belastende Situation wird mit der aus dem Prozess entstandenen positiven Kognition verbunden und durch BLS verankert.

(6) Körpertest
Der Körper wird mit geschlossenen Augen (ohne BLS) auf ggf. verbliebene negative Empfindungen gescannt. Diese würden dann mit BLS nochmals integriert werden.

(7) Abschluss, Debriefing
Es findet ein kurzer Austausch über den Prozess statt und es wird darauf hingewiesen, dass weitere Gedanken, neue Einsichten oder Erinnerungen auftauchen können. Diese können notiert und in der nächsten Sitzung besprochen werden.

(8) Überprüfung
Zu Beginn der nächsten Sitzung findet eine Überprüfung der aktuellen Sichtweisen und Erlebensweisen bezogen auf die bearbeitete Situation statt.

Hinweise zu Einwebungen bei Blockaden in Phase 4 bei Trauer
Beispiele für Einwebungen mit Fragen, mit sokratischem Dialog und imaginativer Einwebung:

- Beispiel Tod des Ehemanns durch Herzinfarkt: Die Patientin (Witwe) kreiselt auf hohem Erregungsniveau: »Ich will ohne meinen Mann nicht mehr weiterleben, ich will sterben, ich will sterben.«
  BLS unterbrechen, mögliche Einwebung: »Was würde Ihr Mann dazu sagen?«
  Antwort der Patientin: »Der würde das niemals wollen!« BLS wieder starten mit den Worten: »Gehen Sie damit weiter.«
- Beispiel Suizid des Bruders: Der Prozess blockiert, die Patientin (Schwester) kreiselt bei: »Ich hätte es vorhersehen müssen.«
  BLS unterbrechen, mögliche Einwebung: »Haben es denn seine Frau oder seine Kinder vorhergesehen?«
  Antwort der Patientin: »Nein, das haben die auch nicht vorhergesehen.« BLS wieder starten mit den Worten: »Gehen Sie damit weiter.«
- Beispiel Tod des Kindes: Der Prozess blockiert, der Patient (Vater) kreiselt bei: »Ich konnte meiner Tochter nicht mehr sagen, wie sehr ich sie liebhabe.«
  BLS unterbrechen, mögliche Einwebung: »Möchten Sie sich vielleicht vorstellen, ihr das jetzt zu sagen?«
  Antwort des Patienten: »Ja, vielleicht.«
  BLS wieder starten mit den Worten: »Dann stellen Sie sich das jetzt vor und gehen damit weiter.«

EMDR-Ablaufschema Trauer

Flashforward-Technik

Die Anwendung der Flashforward-Technik (Logie & De Jongh, 2014) kann sinnvoll sein, falls nach der erfolgreichen Bearbeitung von vergangenen traumatischen Erfahrungen und gegenwärtigen Triggern noch relevante zukunftsbezogene Ängste weiterhin vorhanden sind. Bei Trauer können solche zukunftsbezogenen Ängste z. B. sein: Umgang mit Jahrestagen, zukünftige Todesfälle oder Beerdigungen von nahen Angehörigen, Unfähigkeit, die Wohnung der verstorbenen Mutter aufzulösen, Angst vor bestimmten Fernsehberichten / Nachrichtensendungen etc. Bei der Flashforward-Technik geht es darum, die noch vorhandenen, zukünftig befürchteten Situationen mithilfe des EMDR-Standardvorgehens (Phase 1 bis 8) zu bearbeiten.

Die Flashforward-Technik beinhaltet zusätzlich einen Video-Check: Nach dem Körpertest soll sich mithilfe eines »Video-Checks« die vorher belastende zukünftige Situation mit geschlossenen Augen, wie ein Film von Anfang bis Ende vorgestellt werden. Dabei soll sich der / die Patient:in mit allen Sinnen, Gedanken und Körpergefühlen genau vorstellen, wie er / sie die jeweiligen Herausforderungen dieser Situation bewältigt.

Wenn es dabei zu Blockaden kommt, soll der / die Patient:in die Augen öffnen. Dies ist ein Signal für den / die Therapeut:in, erneut BLS anzuwenden und den / die Patient:in aufzufordern, sich den inneren Film nochmals von Anfang an vorzustellen und sich dabei z. B. zu sagen »Ich schaffe das«, bis keine Blockaden mehr auftauchen. Zum Abschluss soll der / die Patient:in nochmals den Film ohne BLS von Anfang bis Ende anschauen.

Danach folgen die Phasen 7 und 8.

AB 54 • T

Distanzierungstechnik – CIPOS

Constant Installation of Present Orientation and Safety (CIPOS) ist eine bewährte Technik im EMDR und wird u. a. bei Patient:innen zur Reorientierung in der Gegenwart, bei geringer Affekttoleranz und auch zur Vorbereitung auf die Traumakonfrontation eingesetzt (Münker-Kramer & Rost, 2016).

CIPOS kann man sehr gut auch in belastenden Stresssituationen zur Entlastung im Umgang mit Trauer anwenden:

- Es geht dabei darum, nur kurze Sequenzen (zwischen drei und zehn Sekunden), z. B. an das Trauma / die Belastung oder die Sehnsucht nach dem Verstorbenen zu denken / dies zu aktivieren.
  Der / Die Therapeut:in bittet den / die Patient:in darum, die Augen zu schließen und solange wie besprochen an das Belastende zu denken, beispielsweise vier Sekunden. Der / Die Therapeut:in spricht zu Beginn der Sekundenkonfrontation das, was als belastend beschrieben wurde, laut aus, z. B.: »Denken Sie jetzt an die Sehnsucht nach …« Dann zählt der / die Therapeut:in laut: eins, zwei drei, vier. Darauf sagt der / die Therapeut:in zur Patient:in: »Bitte öffnen Sie jetzt wieder Ihre Augen und schauen sich im Raum um und beschreiben Sie, was Sie sehen.«
  Im nächsten Schritt richtet sich die Aufmerksamkeit komplett auf die Gegenwart, drei bis fünf Gegenstände sollen von dem / der Patient:in im Raum benannt werden. Der / Die Patient:in spricht laut aus, was in der Gegenwart zu sehen ist. Beispielsweise: Ich sehe das Fenster, ich sehe die Lampe, ich sehe die blaue Wasserflasche etc. Dies verstärkt der / die Patient:in gleichzeitig selbst mit kurzer Bilateraler Stimulation (BLS).
- Dieser Wechsel zwischen Sekunden-Konfrontation und Fokus auf die Gegenwart erfolgt dreimal hintereinander. Es ist möglich, die Dauer der Sekundenkonfrontation zu variieren, es ist auch möglich, dreimal die gleiche Anzahl an Sekunden auszuwählen. Merke: Länger daran zu denken ist nicht unbedingt besser. Es geht lediglich darum zu lernen, eine einfache Technik zur Distanzierung von überflutenden Gefühlen und zur Stärkung des Selbstwirksamkeitserlebens nutzen zu können.

Die Anwendung von CIPOS kann danach auch von Patient:innen zur Reorientierung genutzt werden, wenn sie ungewollt von heftigen Gefühlen überflutet werden.

Variation: Es können auch zusätzlich andere Techniken zur Distanzierung und Reorientierung genutzt werden, wie z. B. rückwärts zählen oder drei bis fünf Dinge im Raum oder in der Umgebung benennen, die grün oder blau sind.

Imagery Rescripting and Reprocessing Therapy (IRRT)

Als weiteres traumafokussiertes Verfahren, was jedoch bisher in deutlich geringerem Umfang in kontrollierten Studien untersucht worden ist, ist die Imagery Rescripting & Reprocessing Therapy (IRRT; Schmucker & Köster, 2017).

IRRT ist ein kognitiv-behaviorales Therapieverfahren, das zunächst speziell für die Behandlung von Erwachsenen entwickelt wurde, die in der Kindheit körperliche oder sexuelle Traumatisierungen erlitten haben. Es hat sich aber darüber hinaus in anderen Bereichen der Traumabearbeitung als traumfokussiertes Verfahren bewährt.

IRRT zielt auf eine Modifikation negativer Bewertungen des Traumas und seiner Konsequenzen. Die Konfrontation in sensu wird mit dem Aufbau von Bewältigungsbildern kombiniert, um eine Neubewertung dysfunktionaler kognitiver Schemata zu erreichen. Dadurch soll u. a. auch eine Verbesserung der Selbstberuhigung, Selbstfürsorge und Emotionsregulation erreicht werden.

Ablaufschema von IRRT

Hier folgt ein Überblick über die einzelnen Schritte für die Traumabearbeitung mit IRRT:

(1) Identifikation von intrusiven Schlüsselerinnerungen
(2) Konfrontation mit den intrusiven Schlüsselerinnerungen (Phase 1)
(3) Modifikation der katastrophisierenden Bedeutung der Erinnerungen mithilfe der Bewältigungsbilder (Phase 2 und 3)
(4) Kognitive Nachbearbeitung: Explizierung der in den Phasen I bis III gewonnen Neubewertungen
(5) Integration der neuen Sichtweisen durch Wiederholung

Es werden drei Phasen der konkreten Traumabearbeitung zur Modifikation des Traumagedächtnisses unterschieden:

1. Phase: Konfrontation mit dem Trauma in sensu

Zentrales Ziel ist die Habituation an die Angst.
Erster Schritt: Konfrontation mit der Originalversion des Traumas (Traumagrafik / Hotspots / Schlimmste Momente in Gegenwartsform erzählen lassen). Die Konfrontation in sensu umfasst das visuelle und sensorische Wiedererleben des traumatischen Erlebnisses. Beim zweiten Wiederholen des Wiedererlebens wird der »schlimmste Moment« gewählt, um zur sog. Täterkonfrontation überzuleiten

2. Phase: Täterkonfrontation, Bewältigungsbilder dem / der Täter:in bzw. der traumatischen Erfahrung gegenüber werden angeregt

Ziel der imaginierten Täterkonfrontation ist eine Modifikation des Erlebens von Hilf- / Machtlosigkeit und Kontrollverlust während der Traumatisierung. Am Belastungsgipfel des schlimmsten Moments wird mit Hilfe von sog. sokratischen Fragen die Täterkonfrontation eingeleitet, z. B.: »Können Sie sich vorstellen, wie Sie als erwachsene Person von heute in Ihrer aktuellen Gestalt die Szene betreten?«

3. Phase: Erwachsene-Kind-Bewältigungsbilder

In dieser Phase soll eine Modifikation von selbstabwertenden Überzeugungen und Schemata (z. B. Schuld- und Schamgefühle) angeregt werden. Nach der erfolgten Täterkonfrontation regt der / die Therapeut:in Interaktionen zwischen der heutigen Erwachsenen und dem traumatisierten Kind an, z. B. »Was würden Sie dem Kind gerne sagen oder für es tun?« Es geht darum, durch kreative Einwebungen ein wesentlich höheres situatives Kompetenzniveau anzuregen.

Imagery Rescripting and Reprocessing Therapy (IRRT)

Vorgehen bei Trauer

Speziell für die Arbeit mit Personen mit einem trauerspezifischen Leidensdruck wird eine modifizierte Vorgehensweise empfohlen (Köster & Schmucker, 2016). Besonders hilfreich kann die Begegnung mit der verstorbenen Person auf der sog. inneren Bühne für den Umgang mit belastenden, aversiven Erinnerungen oder auch unausgesprochenen Gefühlen sein.

Beispielhafte Themenbereiche:

- Der Verlustschmerz wird als überwältigend erlebt
- Beziehungsthemen, die erst nach dem Tod entstanden sind
- ungeklärte Konflikte
- Ärger oder Schuldgefühle

Durch die Möglichkeit dieser imaginativen Begegnungen können diese belastenden Erinnerungen und Gefühle in der Gegenwart aktualisiert und integriert werden.

IRRT-Ablaufschema – Trauer

Das IRRT-Ablaufschema bei Trauer konzentriert sich nach einer ausführlichen Anamnese und allgemeinen Ressourcenaktivierung vor allem auf die Phase 2 »Konfrontation mit den intrusiven Schlüsselerinnerungen (nach Köster & Schmucker, 2016).

Hilfreiche Fragen des / der Therapeut:in für den Beginn der imaginativen Arbeit, des imaginativen Dialogs mit der verstorbenen Person auf der inneren Bühne sind z. B.:

- Sie können jetzt Ihre Augen schließen. Versuchen Sie, ein Bild entstehen zu lassen von einem Ort, an dem Sie der verstorbenen Person noch einmal begegnen möchten.
- Wo könnte dieser Ort sein? Es kann eine reale Erinnerung sein, aber auch eine Fantasievorstellung … oder auch eine Kombination aus beidem …
- Wo befinden Sie sich jetzt zusammen mit der verstorbenen Person?
- Wenn Sie die verstorbene Person jetzt anschauen, wie sieht die Person heute aus?

Im nächsten Schritt wird die Beziehungsaufnahme zum / zur Verstorbenen angeregt:

- Wenn Sie mit .... (*es kann auch der Vorname etc. der verstorbenen Person ausgesprochen werden*) jetzt noch einmal sprechen könnten, was würden Sie ihr / ihm gern sagen oder mit ihr / ihm machen wollen? (*im Konjunktiv, Möglichkeitsform*)
- Können Sie das jetzt ihr / ihm direkt sagen? (*Indikativ, Wirklichkeitsform*)
- Wie würde die verstorbene Person jetzt darauf reagieren, wenn Sie oder er es könnte?
- Und wie reagieren Sie jetzt darauf?
- Können Sie ihr oder ihm das jetzt direkt sagen?
- Wie fühlen Sie sich jetzt, wo Sie .... (*die verstorbene Person*) tot sehen?

Das Gespräch auf der inneren Bühne soll solange fortgesetzt werden, bis das Ausgangsthema die Problematik geklärt ist. Durch den Wechsel von Konjunktiv und Indikativ wird dem / der Patient:in die Gelegenheit gegeben, die verstorbene Person direkt anzusprechen, um damit die emotionale Wirkung der IRRT-Sitzung noch zu vertiefen.

Bevor der / die Patient:in wieder zum Abschluss des imaginierten Gesprächs die Augen öffnet, soll mithilfe von Abschlussfragen noch einmal Abschied genommen werden können. Beispiele für Abschiedsfragen:

- Würden Sie .... (*Name der verstorbenen Person*) noch gerne etwas mitteilen, bevor wir diese Begegnung auf der inneren Bühne abschließen?
- Gibt es vielleicht noch etwas, was der / die Verstorbene von Ihnen braucht?
- Haben Sie noch Wünsche an die / den Verstorbenen?
- Möchte .... (*Name der verstorbenen Person*) Ihnen noch etwas sagen oder geben?
- Gibt es sonst noch etwas, was in der Begegnung geschehen sollte, bevor wir das Gespräch abschließen?
- Mit welchem Abschiedsbild möchten Sie jetzt diese Begegnung beenden?

Falls der / die Patient:in Schwierigkeiten hat, sich ein passendes Abschlussbild vorzustellen, kann der / die Therapeut:in hilfreiche Anregungen geben, z. B. »Manche Menschen möchten der verstorbenen Person zum Abschluss noch einmal die Hand reichen oder sich eine Umarmung vorstellen oder sich einen angenehmen Ort vorstellen, an dem Sie die verstorbene Person zurücklassen können.«

IRRT-Ablaufschema – Trauer

Nachbesprechung. In einer kurzen Nachbesprechung können die Erfahrungen während der Imagination noch einmal thematisiert werden. Folgende Fragen können dazu einladen:

- Wie haben Sie die Begegnung auf der inneren Bühne erlebt?
- Mit welchem Gefühl haben Sie die Imagination abgeschlossen?
- Gab es irgendetwas für Sie, was Sie positiv überrascht hat – oder neu war?
- Was nehmen Sie aus der heutigen Sitzung mit?

Variation. Zum Abschluss berichten die Patient:innen häufig von sehr berührenden, emotionalen Erfahrungen mit der verstorbenen Person. Möglicherweise hat auch das Abschlussbild eine stärkende Wirkung. Die Verbindung zu der verstorbenen Person wird oftmals als nah und vertraut erlebt. Bei angenehmen Erfahrungen können diese zum Abschluss, quasi als Ressource, auch noch mit BLS verankert werden.

INFO 24 • T

Conflict Imagination, Painting and Bilateral Stimulation (CIPBS)

Die EMDR-basierte Behandlung mit *Conflict Imagination, Painting and Bilateral Stimulation* (CIPBS) ist ein ressourcenaktivierender, resilienzstärkender und schonender Weg der Traumabearbeitung und Krisenintervention (Diegelmann, 2007).

Es werden veränderte und beschleunigte Assoziationsprozesse über einen kreativen Mal-Prozess angeregt, die eine Integration emotionaler und kognitiver Prozesse und eine Neubewertung von Erfahrungen erleichtern können. CIPBS soll niemals von Patient:innen allein, sondern nur in therapeutischer Begleitung von traumaspezifisch ausgebildeten Psychotherapeut:innen durchgeführt werden. Es kann während des Verarbeitungsprozesses zu Blockaden oder heftigen emotionalen Reaktionen kommen. In diesem Fall sind therapeutische Interventionen erforderlich. Kernelement ist ein Verarbeitungsprozess auf der Bildebene, bei dem die belastende Situation (das Thema, der Konflikt, Trigger etc.) in symbolischer Form dargestellt und dann in einem strukturierten, schrittweisen Malprozess, unterbrochen von alternierender bilateraler taktiler Stimulation (BLS), bearbeitet wird.

CIPBS ist eigentlich »gemaltes EMDR«.

Gemeinsame Elemente von CIPBS und EMDR

- Traumanetzwerke werden aktiviert.
- Die bilaterale Stimulation unterstützt den Prozess.
- Neue Assoziationsketten entstehen.
- Blockaden lösen sich auf.
- Gefühlte Stimmigkeit der neuen Sichtweisen
- Regelmäßig auftretende emotionale Entlastung
- In die Zukunft gerichtete individuelle Lösungen *mit hoher subjektiver Stimmigkeit* tauchen spontan auf.

Bei CIPBS gibt es einen dreifachen Fokus während des Prozessierens von traumatischen Erfahrungen:

- Die Aufmerksamkeit ist auf innere Prozesse gerichtet (innere Bühne).
- Die bilaterale Stimulation (Tapping) ist ein externer Stimulus während der Bearbeitung.
- Der innere Prozess wird durch das Malen im Außenraum gestaltet und in gewisser Weise dokumentiert (äußere Bühne).

Indikation und Kontraindikation überprüfen

Die Indikationsbereiche von CIPBS sind vielfältig. Einige wesentliche sind: Trauer, Trauma, Krise, Angst, Entscheidungskonflikte, Depression (mit Einschränkungen), Psychoonkologie, Kinder und Jugendliche, Psychotherapie mit alten Menschen.

Als Kontraindikation gelten: akute Psychosen und mangelnde Fähigkeit der Affektkontrolle, Suizidalität. Falls jemand nicht spontan zu Beginn ein Ressourcenbild entwickeln und malen / skizzieren kann, sollte nicht mit CIPBS gearbeitet werden.

Ablaufschema CIPBS-Prozess bei Trauer im Überblick

(1) Ausgestaltung einer vertrauensvollen therapeutischen Beziehung
eine unterstützende Arbeitsatmosphäre herstellen, die den Anlass der Trauer-Situation würdigt

(2) Psychoedukation, CIPBS erklären
Der / Die Therapeut:in ermutigt dazu, neue Wege auszuprobieren, auch wenn dies zunächst ungewohnt ist. Es kommt häufig zu Kommentaren wie »Ich kann doch nicht malen.« Daher ist es hilfreich, darauf hinzuweisen, dass es nicht darum gehen soll, etwas gut darzustellen, sondern CIPBS bietet die Möglichkeit, den inneren Prozess in ungewohnter Form zu symbolisieren und neue Erfahrungen zu machen. Außerdem kann es hilfreich sein, darauf hinzuweisen, dass man mit Wachsmalkreide sowieso nicht »schön« malen kann.

Erklärung von CIPBS für Patient:innen: »Durch eine einschneidende Verlusterfahrung kommt es häufig zu einer Überforderung der gewohnten Bewältigungskompetenzen. Es müssen neue Bewältigungswege gefunden werden, um mit der belastenden Erfahrung umgehen zu können. Durch psychische Flexibilität können am ehesten auch neue und ungewohnte Sichtweisen entstehen. Mit CIPBS arbeiten wir auf einer kreativen und meistens nicht vertrauten Bildebene. Dadurch können sich neue innere Erfahrungsräume öffnen, die die Perspektive auf das Problem erweitern. Es kommt darauf an, nichts zu bewerten, sondern dem inneren assoziativen Prozess zu folgen.
Wir beginnen damit, ein Ressourcen-Bild zu malen. Danach bekommen Sie ein neues Blatt, das Sie zweimal falten sollen. Wenn Sie es wieder auffalten, entstehen vier Felder. In dem linken oberen Feld sollen Sie dann spontan Ihre Belastung, das Thema etc. symbolisch mit Wachsmalkreide darstellen. Das kann konkret sein, symbolhaft oder einfach mit Worten oder Farben dargestellt werden. Dann sollen Sie Ihre Augen schließen und mit der BLS beginnen. Sobald irgendetwas Neues auftaucht (Sie müssen den Sinn gar nicht verstehen), malen Sie dies in das nächste Feld. Dieser Prozess von BLS und Malen soll solange fortgesetzt werden, bis eine gespürte Entlastung eintritt«.

(3) Ressourcen aktivieren (z. B. Ressourcen-Bild auf einem extra Blatt malen lassen, bei Trauer ggf. die Baum-Imagination dazu nutzen)
Zunächst wird ein Ressourcen-Bild angeregt (evtl. in früheren Sitzungen bereits etabliert, z. B. **AB 48** »Baum-Imagination«) und auf einem extra Papier (DIN-A3-Zeichenblockpapier) gemalt. Der Einsatz von nährenden und konfliktfreien Imaginationen wirkt entängstigend und stabilisierend. Die heilsame Wirkung von symbolischen, inneren Bildern ist besonders auch beim Baum-Motiv gegeben. Manchmal reicht die Aufforderung »Stellen Sie sich vor, was Ihnen gerade guttut, und malen Sie das mit Wachsmalkreide spontan als Ihr Ressourcen-Bild auf das Zeichenblockpapier«. Dadurch wird das Stresssystem »heruntergefahren«. Es werden andere Ego-States aktiviert, um korrigierende aktuelle emotionale Erfahrungen zu ermöglichen.
Das Baum-Motiv ist als Fokus für imaginative Interventionen durch seine symbolische Vielfalt und mythologische Kraft sehr gut geeignet, Aspekte der Selbst-, Objekt- und Interaktionsrepräsentanzen spürbar werden zu lassen. Bäume können sehr anschaulich ein Gefühl für Entwicklungsphasen vermitteln, sie weisen besonders auch auf längere Zeitspannen hin als ein einzelnes menschliches Leben.

Ablaufschema CIPBS-Prozess bei Trauer im Überblick

(4) CIPBS beginnt mit einem Fokus

Zu Beginn wird das Thema, der Konflikt, die belastende Situation etc. möglichst konkret benannt. Typische Krisensituationen oder blockierte Verarbeitungssituationen bei Trauernden betreffen beispielsweise:

- Bearbeitung von Triggern, z. B. Angst, den Verstorbenen anzusehen, ausgeprägte Angst davor, die privaten Dinge des geliebten Menschen in der Wohnung zu sehen oder wegräumen zu wollen
- Intrusionen, die z. B. den Sterbeprozess betreffen
- Albträume, die durch den Verlust bedingt auftreten
- Vermeidung von Erinnerungen, die den schmerzhaften Verlust repräsentieren
- negative Gedanken, ausgelöst durch die Art des Verlusts (z. B. Suizid oder anderer traumatischer Tod)
- Schuldgefühle oder Gefühle, etwas »verpasst zu haben«

Zu Beginn der Arbeit auf der Bildebene bittet der / die Therapeut:in die / den Patient:in darum, ein DIN-A3-Zeichenblockblatt zweimal zu falten und dieses dann wieder aufzufalten. Der / Die Therapeut:in fragt nach einem repräsentativen Ausgangbild / Symbol etc. für den Fokus des CIPBS-Prozesses und nach dem Ausmaß der subjektiven Belastung (SUD-Wert von 0 = keine Belastung bis 10 = maximale Belastung). Danach bittet der / die Therapeut:in, das Thema spontan in dem oberen linken Feld darzustellen, und bittet danach darum, die Augen zu schließen und zu tappen (BLS), bis etwas Neues auftaucht. Dies soll dann in das danebenliegende Feld gemalt werden etc. Meist werden mehrere Blätter (á 4 Felder) benötigt. Diese werden jeweils von dem / der Therapeut:in gefaltet angeboten.

(5) Achtsame Begleitung des inneren und äußeren Verarbeitungsprozesses

Der / Die Therapeut:in validiert die Bearbeitung der belastenden Erfahrungen quasi durch Präsenz mit empathisch zugewandter Haltung. Es werden zwischendurch keine Fragen gestellt oder deutende Kommentare ausgesprochen. Der / Die Therapeut:in unterstützt den Prozess lediglich durch offene Fragen nach jedem gemalten Bild-Abschnitt, etwa »Wollen Sie damit weitergehen?« oder »Alles, was auftaucht, ist okay, gehen Sie damit einfach weiter, schließen Sie die Augen und beginnen Sie wieder mit dem Tappen (BLS)«.

(6) Aktive Einwebungen und kreative Interventionen

Einwebungen durch den / die Therapeut:in sind nur dann erforderlich, wenn der Verarbeitungsprozess blockiert ist, z. B. wenn sich nichts verändert trotz hoher Belastung, z. B. durch Kreiseln bei einem gleichen Gefühl oder Bild, oder Steckenbleiben, wenn die Patient:in z. B. äußert: »Ich weiß nicht mehr weiter« oder »Da ist nichts« oder bei heftigem, »untröstlichem« Weinen. Dann kann eine passende Einwebung etwa sein: »Was wäre jetzt hilfreich?« »Was würde … dazu sagen?« oder »Was brauchen Sie jetzt?«

Ablaufschema CIPBS-Prozess bei Trauer im Überblick

(7) Abschluss des CIPBS-Prozesses

Die Veränderungen der Bilder oder / und die gefühlte Entlastung bzw. das Erleben einer anderen Perspektive bezogen auf das Ausgangsthema leiten den Abschluss des CIPBS-Prozesses ein. Der / Die Therapeut:in kann dann den Grad der Belastung (SUD-Wert) erfragen: »Wenn Sie jetzt nochmal auf das Ausgangsfeld schauen, wie belastend fühlt sich das jetzt an, wobei 0 = keine Belastung bis 10 = höchste Belastung ist?« Ist der SUD-Wert deutlich reduziert, bittet der / die Therapeut:in darum, nochmals die Augen zu schließen, zu tappen (BLS) und zu spüren, ob diese neue Sichtweise bestehen bleibt, ob sie sich noch vertieft oder noch etwas Neues auftaucht. Falls etwas auftaucht, das noch belastend ist, sollte der Verarbeitungsprozess fortgesetzt werden (mit BLS und Malen).

Falls nicht mehr genügend Zeit in der Therapiesitzung ist, sollte das, was noch als belastend zurückgeblieben ist, in einen imaginierten Tresor gelegt werden und es wird besprochen, damit beim nächsten Termin weiter zu arbeiten (dies kommt eher selten vor, meistens gibt es irgendeine neue Erfahrung, die weniger belastend ist, als zu Beginn).

(8) Wertschätzung und Versprachlichung der erlebten Erfahrungen

Zum Abschluss wird der / die Patient:in darüber informiert, dass die Verarbeitung noch weitergehen kann. Es können auch nach der Sitzung noch neue Sichtweisen, Gefühle oder Träume auftauchen. Diese können in einem Notizbuch oder im Handy aufgeschrieben werden, um diese in der nächsten Sitzung aufgreifen zu können. Der Transfer in das Alltagsleben geschieht oftmals spontan. Die Symbolisierung und die Wirkung von Metaphern unterstützen den therapeutischen Weg. Die Erfahrungen sind konkreter und es können eher neue Assoziationen auftauchen, die stärkend und entlastend wirken können. Bei Trauer geht es ja vor allem darum, mit der veränderten Lebenssituation so weiterleben zu können, dass angesichts des Verlustschmerzes dennoch angstfreies Erleben im Hier und Jetzt wieder angeregt wird.

(9) Anknüpfen und Weitergehen

In der nächsten Therapiesitzung wird nochmals auf die CIPBS-Sitzung Bezug genommen. Der / Die Therapeut:in erfragt, welche Erfahrungen, Körpergefühle oder Ideen weiter aufgetaucht sind. Möglicherweise sind die gegenwärtigen Verlusterfahrungen wieder eher verbunden mit anderen autobiografischen Gedächtnisinhalten. Die Thematisierung der vergangenen, der gegenwärtigen und der zukünftigen Lebenssituation sollte immer wieder aktiv im Verlauf der nächsten Sitzungen erfolgen, um ein Update des Trauergedächtnisses zu unterstützen.

Ablaufschema CIPBS-Prozess bei Trauer im Überblick

Das folgende Beispiel veranschaulicht exemplarisch die Arbeit mit CIPBS.

Fallbeispiel

Die 39-jährige Frau B. trauert um die gemeinsame Zukunft ihrer Familie. Sie ist im Schockzustand, besonders wenn die Kirchenuhr schlägt. Sie fühlt sich nicht in der Lage, allein ihr Leben mit den beiden 4 und 6 Jahre alten Kindern ohne den Ehemann / Vater der Kinder weiterzuleben. Sie vermeidet alle Gedanken an den Tod. Der 42-jährige Ehemann ist palliativ erkrankt und hat nur noch eine auf Wochen oder Tage begrenzte Lebenszeit.

Sie kommt wenige Wochen vor dem Tod des palliativ erkrankten Partners zur psychotherapeutischen Krisenintervention, um einer weiteren psychischen Dekompensation vorzubeugen.

Der CIPBS-Prozess im Überblick

Ressourcen-Bild: Sie liegt entspannt auf einer bunten Sommerwiese und beobachtet die vorbeiziehenden Wolken.

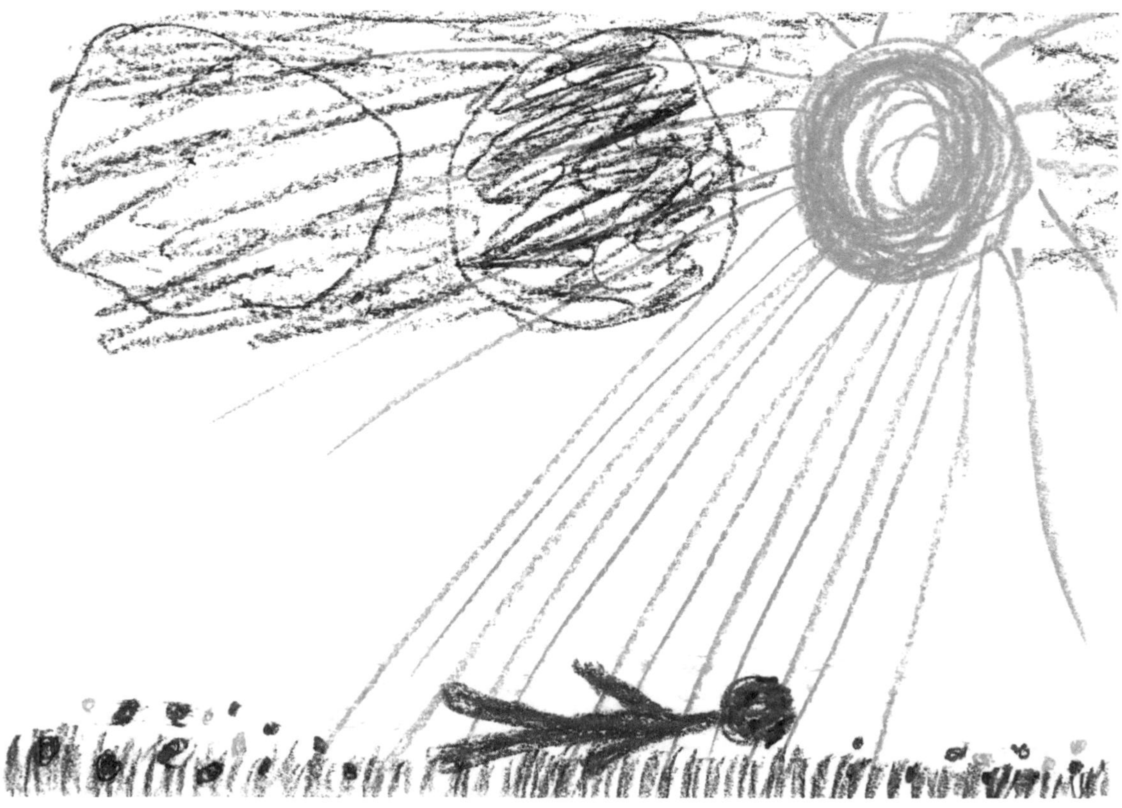

Abbildung Ressourcen-Bild

Ablaufschema CIPBS-Prozess bei Trauer im Überblick

Thema / Fokus zu Beginn (Bild 1): Trigger Kirchenuhr (SUD-Wert: 10)

Frau B symbolisiert im ersten Bild die Trigger-Situation. Die Kirchenuhr schlägt, sie erstarrt, ist völlig handlungsunfähig, kann nur noch an den bevorstehenden Tod ihres Ehemannes denken.

Bild 2: Sie sieht das neugebaute Wohnhaus, sie weint und sagt dazu »Wir haben uns alles so schön vorgestellt, jetzt ist alles sinnlos«.

Bild 3: Nach längerer BLS: Die Erstarrung löst sich, es taucht auf einmal ein Weg auf, den sie beschreitet, es geht weiter.

Bild 4: Sie spürt »Ich bin nicht allein auf meinem Weg, mit mir sind meine Kinder, mein Mann beschützt mich, auch über seinen Tod hinaus. Auch meine Freunde stehen mir zur Seite«. Sie ist traurig, aber erleichtert (SUD-Wert: 2–3).

Zurück zum Ausgangsbild: Nach erneuter BLS verstärkt sich das Gefühl der Zuversicht und die Belastung nimmt weiter ab.

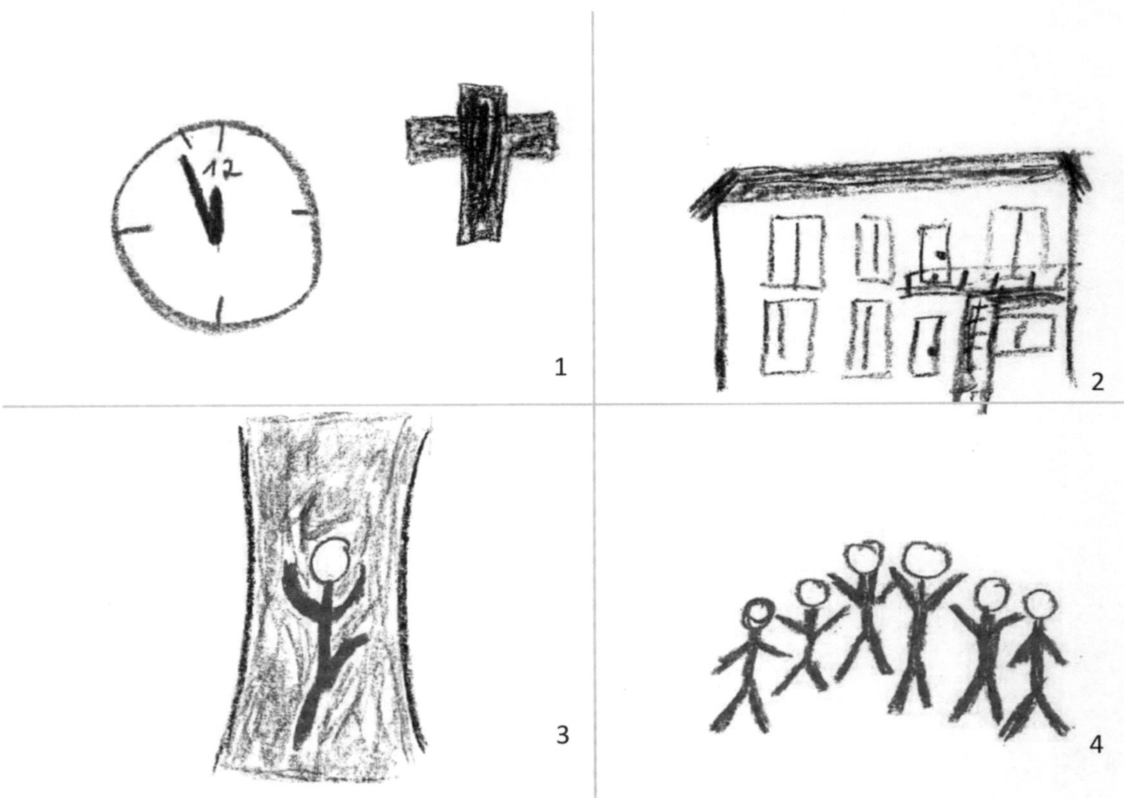

Abbildung CIPBS-Prozess: Trigger als Ausgangsthema (Bilder 1-4)

Ablaufschema CIPBS-Prozess bei Trauer im Überblick

Bild 5: Ich bin beschützt, die Sonne ist immer da und zeigt mir den Weg. Es geht weiter. Der Tod ist nicht das Ende.

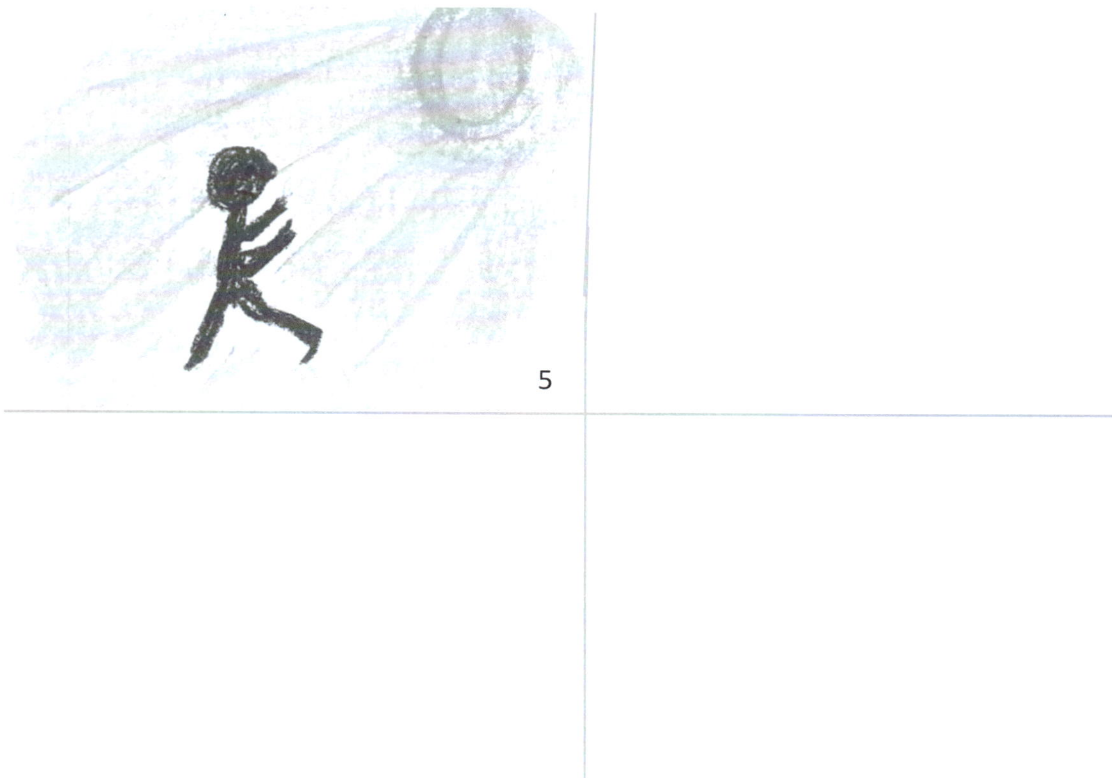

Abbildung CIPBS-Prozess: Trigger als Ausgangsthema (Abschlussbild 5)

Nach der Arbeit mit CIPBS konnte sich Frau B. aus der Erstarrung und dem Gefühl der Hilflosigkeit lösen und sogar noch gemeinsam mit dem Mann und den Kindern die Beerdigung und die Trauerfeier planen. Es ist davon auszugehen, dass Frau B. trotz des Verlusts keine ATS entwickeln wird, da sie konstruktive Problemlöseerfahrungen nach dem CIPBS-Prozess zunehmend öfter machen konnte.

INFO 25 • T

Palliative Situation und Trauer

Palliativ erkrankte Menschen haben eine begrenzte Lebenserwartung. Das Thema Abschied und Trauer steht also bereits mit Beginn der palliativen Situation im Raum. In der Palliativversorgung kann man vier Stadien unterscheiden (nach Müller-Busch, 2012):
(1) Rehabilitation (Monate bis Jahre)
(2) Präterminale Phase (Tage bis Wochen)
(3) Terminale Phase (Stunden bis Tage)
(4) Sterbephase (Minuten bis Stunden)

In jeder Krankheitsphase stehen unterschiedliche Lebensthemen im Vordergrund, die das Leben der erkrankten Person, das Leben der Angehörigen und des sozialen Umfelds, aber auch die palliative Behandlung betreffen.

Das »Total Pain«-Konzept nach Cicely Saunders fordert für den Umgang mit Schmerzen in der Palliativbehandlung einen ganzheitlichen Blick auf die Situation der palliativ erkrankten Menschen. Entsprechend wird – nicht nur in der Schmerztherapie – nach den Leitlinien einer ganzheitlichen Palliativversorgung die ganze Lebenssituation der Patient:innen miteinbezogen.

Das umfasst die folgenden vier Dimensionen:
(1) Physische Dimension: somatische Komponente
(2) Soziale Dimension: beinhaltet alle zwischenmenschlichen Beziehungen
(3) Psychische Dimension: umfasst kognitive und emotionale Aspekte
(4) Spirituelle Dimension: umfasst existenzielle Fragen, Werte, religiöse Aspekte
(nach Leitlinienprogramm Onkologie, 2020, S. 35–36).

Die Berücksichtigung der vier Dimensionen kann dazu beitragen, dass die begrenzte Lebenszeit sowohl für den erkrankten Menschen als auch für die Angehörigen mit Würde, Selbstwirksamkeit und sinnerfüllt erlebt werden kann. Dies kann auch einer späteren ATS der Hinterbliebenen vorbeugen.

Im Internet gibt es zunehmend mehr Anregungen für die Unterstützung und Neuorientierung in der palliativen Situation. Auch Podcasts zum Thema können hilfreiche Impulse geben. Ein berührendes Beispiel ist der Podcast *Sick o fit- Statements* einer Sterbenden:

https://www.ardaudiothek.de/sendung/sick-of-it-statements-einer-sterbenden/94526184/
Info / Wegweiser für die palliative Situation: www.dgpalliativmedizin.de

Gezielte Resilienzimpulse und Trauerstrategien für Patient:innen und Angehörige in der palliativen Situation können dabei unterstützen, die damit verbundenen Herausforderungen angstfreier zu bewältigen (Trachsel & Maercker, 2016; Kentish-Barnes et al., 2015; Brekelmans et al., 2022; Diegelmann et al., 2023).

Das letzte Kleidungsstück

Das letzte Kleidungsstück wird oft erinnert, es ist einer der letzten Augenblicke, die man mit der letzten Begegnung mit dem geliebten verstorbenen Menschen verknüpft. Dieses Arbeitsblatt gibt dazu einige Impulse, nennt einige Beispiele zum Thema und lädt dazu ein, eigene Assoziationen zu entwickeln.

Die individuelle Wahl kann die zukünftige innere Repräsentation des Abschieds mit persönlichen Erinnerungen verknüpfen und andere Ressourcenbilder wecken, die einem vertraut sind. Die Wahl der Kleidung für den Sarg kann auch ein achtsamer und wertschätzender Ausdruck der persönlichen Verbundenheit sein. Die Konfrontation durch den Tod ist immer auch verknüpft mit einer außergewöhnlichen Erfahrung: Wie der Geburts- ist auch der Todestag ein besonderer Tag, der Jahre später immer noch erinnert werden kann. Die Gestaltung der Zeit an diesem Tag und unmittelbar danach wird meistens in vielen Details erlebt und dennoch kann es sein, besonders bei traumatischen Todesereignissen, dass man gar nicht weiß, »wo einem der Kopf steht« – die Dinge »überschlagen sich« – man möchte nichts verpassen – man könnte denken: Es ist so unwichtig, es kann einfach eine Überforderung sein. Besonders dann kann es sehr hilfreich sein, auf vorbereitete Strukturen oder Abläufe zurückgreifen zu können. In früheren Familienstrukturen gab es »eingespielte« Umgangsformen, die z. B. auch das Waschen und Ankleiden des verstorbenen Menschen mit beinhaltet haben. Mittlerweile wird dies oft von professionellen Bestatter:innen durchgeführt, was oftmals Halt und Unterstützung für die nächsten Schritte gibt. Die Wahl des / der Bestatter:in des Vertrauens kann eine sehr wichtige Ressource für das Erleben des Verlusts sein. Manche Menschen legen Wert darauf, »das letzte Kleidungstück« für den geliebten Menschen im Sarg sehr persönlich auszuwählen.

Die Zeilen aus dem Gedicht »Was es ist« von Erich Fried (1983, S. 43) können Mut machen, falls die Idee zu einem »passenden letzten Kleidungsstück« nicht den traditionellen Normen folgt, sondern ganz persönliche Akzente beinhaltet.

> »Es ist lächerlich / sagt der Stolz / Es ist leichtsinnig / sagt die Vorsicht / Es ist unmöglich / sagt die Erfahrung / Es ist was es ist / sagt die Liebe.«

Beispiele:

- *die rote, frisch gewaschene Lieblingsjeans oder das Abendkleid für Konzertbesuche*
- *ein T-Shirt vom gemeinsamen Konzertbesuch oder von der Lieblings-Urlaubsinsel*
- *das Trikot, das beim Sport getragen wurde, z. B. als Basketballspieler, Jogging- oder Wanderkleidung*
- *vielleicht auch ein T-Shirt mit einem Motto, als letzte Botschaft, wie z. B. aus einem Lied von Haindling mit türkis-blauem Schriftzug: »Seids Freindlich«*

Welche Assoziationen, Wünsche oder auch Fragen haben Sie zum »letzten Kleidungsstück« für Ihren geliebten verstorbenen Menschen? Wenn Sie möchten, machen Sie sich hier ein paar Notizen.

Fällt Ihnen spontan ein »passendes Outfit« für den Sarg ein?

....

....

Das letzte Kleidungsstück

Vielleicht haben Sie zu diesem Thema bereits Erfahrungen – was fällt Ihnen dazu ein?

....

....

....

Was denken Sie, in welcher Kleidung könnte sich
(*Vorname*) .... vorstellen, sich im Sarg wohlzufühlen, was wäre passend?
Notieren Sie einige Gedanken dazu.

....

....

Mit wem möchten / könnten Sie sich dazu austauschen?

....

....

Fragen an den Bestatter / die Bestatterin Ihres Vertrauens:

....

....

Was fällt Ihnen weiterhin dazu ein?
Hinweis: Sie könnten auch einmal überlegen, welche Kleidung Sie im Sarg anhaben möchten.
Vielleicht könnten Sie auch mit anderen vertrauten Menschen darüber ins Gespräch kommen.

....

....

....

Der Tod von Kindern

Im Jahr 2022 sind in Deutschland 4394 Menschen bis zum 20. Lebensjahr gestorben. Die größte Anzahl an Todesfällen bezieht sich auf 2345 Kinder bis zum 1. Lebensjahr, was mehr als die Hälfte aller Todesfälle im Kindesalter ausmacht. Vom 1. bis zum 20. Lebensjahr starben im Jahr 2022 weitere 2049 Kinder / junge Menschen. Die Todeszahlen verteilen sich auf folgende Altersgruppen (Statista, 2023b):

- 1 Jahr bis unter 5 Jahre: 476
- 5 Jahre bis unter 10 Jahre: 314
- 10 Jahre bis unter 15 Jahre: 312
- Jugendliche ab 15 bis unter 20 Jahre: 947

Selbstverständlich ist der Tod von Kindern oder Geschwistern im späteren Lebensalter ebenso eine besondere Herausforderung für die hinterbliebenen Eltern und Angehörigen. Die persönlichen Vorstellungen vom Leben mit Kindern sind natürlicherweise mit ganz anderen Themen von Lebendigkeit verbunden als mit Abschied, Endlichkeit und Tod. Daher gibt es in der Regel keine, oder manchmal aufgrund früherer Verlusterfahrungen nur wenige Vorstellungen davon, wie ein Leben nach einem Tod eines Kindes überhaupt gedacht, gefühlt und gelebt werden kann. So ist der Tod eines Kindes auch ein zentraler Risikofaktor für die Entwicklung einer Anhaltenden Trauerstörung.

> »Es gibt keine Norm für Trauer, sondern Trauerprozesse sind individuell höchst unterschiedlich und manchmal ist es die einzige Möglichkeit weiterzuleben, indem man die Trauer in sich lebendig hält, sodass die Trauer auch ein Gerüst im Leben, ein Halt im Leben darstellen kann. Ganz besonders vielleicht bei Verlusten, die sehr schwer zu bewältigen sind, wie zum Beispiel bei dem Verlust eines Kindes«
>
> *Kersting (2023)*

Der Tod von Kindern ist immer eine Herausforderung für alle, die mit dem Verlust weiterleben. Ganz besonders ist diese Herausforderung selbstverständlich für die nahen Angehörigen.

Eine besondere Schwierigkeit stellt der Tod eines Kindes im Zusammenhang mit der Geburt dar. »Kinder, die während der Schwangerschaft oder kurz nach der Geburt versterben, werden Sternenkinder genannt. Manchmal werden sie auch als Regenbogenkinder, Schmetterlingskinder, Engelskinder oder Stillborn Baby bezeichnet« (Sternenkinder Verein, 2024). Wenn ein Kind tot geboren wurde oder wenn das Kind nach der Geburt verstarb, sind Eltern verpflichtet, das Kind zu bestatten, wenn es 500 Gramm, in manchen Bundesländern 1000 Gramm Gewicht hat. Auch wenn das Kind nicht bestattungspflichtig ist, haben Eltern das Recht, das Kind individuell zu bestatten.

Glücklicherweise verbreitet sich das Gedenken an verstorbene Sternenkinder im öffentlichen Bewusstsein und auch im öffentlichen Raum. Somit werden solche existenziellen Herausforderungen weniger tabuisiert, werden eher kommunizierbar und werden damit auch konkreter im sozialen Bezugssystem geteilt. Die Trauer um den Verlust bekommt Raum – nicht mehr nur im privaten Umfeld.

Für den Umgang mit dem Tod oder mit lebenszeitverkürzenden Erkrankungen von Kindern oder von Jugendlichen gibt es inzwischen ein wachsendes Bewusstsein in der Allgemeinbevölkerung und es gibt auch gezielte Unterstützungsangebote von Beratungsstellen, in den sozialen Medien und in der Gesundheitsversorgung (Bundesverband Verwaiste Eltern und trauernde Geschwister in Deutschland e.V., 2023).

INFO 27 • P

Resilienz-Symbole für den Umgang mit einem verstorbenen Kind

Der Verlust eines Kindes ist ein lebensbegleitendes Thema, das durch viele, auch äußere Trigger immer wieder eine Herausforderung ist. Auch Jahre nach dem Tod können beispielsweise ehemalige Spielkameraden / Spielkameradinnen des eigenen Kindes Entwicklungsschritte verkörpern, die veranschaulichen, dass all das dem eigenen Kind, dem Geschwister oder dem Enkelkind nicht möglich war. Für solche Verlusterfahrungen können einfühlsame Rituale, Trauerzeiten, Symbole, Gewohnheiten oder auch innere Bilder eine große trostspendende Kraft für das, was untröstlich geschehen ist, entfalten.

Dieses Informationsblatt soll Sie darauf aufmerksam machen, sich mit Resilienz-Symbolen zu beschäftigen, die Ihnen passend erscheinen.

Beispiel • Resilienz-Symbole

- Eine große weiße Edelsteinkugel auf dem Grab des 12-Jährigen, der durch Suizid ums Leben gekommen ist, als Symbol für die unendliche Verbundenheit im Universum. Diese Kugel hat nach 20 Jahren (der Sohn wäre heute 32 Jahre alt) inzwischen Moos angesetzt und man sieht ihr an, dass die Zeit weitergegangen ist und sich das tröstende Symbol von damals mit verändert hat und jetzt auch auf dem Grab integriert ist.
- das Musikinstrument des Kindes mit in den Sarg geben – oder das Lieblingsspielzeug als Begleitung für das Kind mitgeben.
- einen Baum pflanzen.
- den Namen des Kindes weiter im Alltag lebendig halten.
- Zeit auf der individuellen »Trauer-Bank« verbringen und beobachten, was in der Gegenwart da ist
- Welcher Platz in der Wohnung könnte ein Resilienz-Symbol sein?
- Vielleicht gibt es in der Natur etwas, das Trost spenden kann?
- Kinder werden auch älter, auch wenn sie in jungen Jahren gestorben sind, und können als erwachsenes Gegenüber innerlich angesprochen oder um Rat und Trost gefragt werden.

Suizid und Trauer

Jedes Jahr sterben in Deutschland mehr als 10.000 Menschen durch Suizid, etwa 75% davon sind männlich (Statista, 2023b). Bei Kindern und Jugendlichen im Alter von 10–20 Jahren ist Suizid sogar die zweithäufigste Todesursache (Statistisches Bundesamt, 2015). Es sterben jährlich mehr Menschen durch Suizid als durch Verkehrsunfälle, Gewalttaten und illegale Drogen zusammen.

Der Tod von Angehörigen durch Suizid stellt eine komplexe Herausforderung für die Verlustverarbeitung dar. Suizidangehörige erleben häufig eine große Unsicherheit, wie sie mit dem Suizid innerhalb der Familie, aber auch im unmittelbaren sozialen Umfeld umgehen können.

Für Suizidhinterbliebene bleibt die Integration dieser Erfahrung ein lebensbegleitendes Thema. Der eigentliche Trauerprozess ist jedoch erst nach der Bearbeitung von traumaspezifischen oder schuldbezogenen Symptomen möglich.

Unterschiede der Verlustverarbeitung von Tod durch Suizid zu anderen Todesarten betreffen vor allem drei wesentliche Aspekte (Jordan, 2001):

- Themen der Trauer
- Reaktionen des sozialen Umfelds
- Auswirkungen von Suizid auf Familiensysteme

Die psychischen Reaktionen sind häufig geprägt von Schuld- / Schamgefühlen, Wut und Intrusionen (z. B. bezüglich der Auffindesituation).

Wichtig

Der Suizid von Angehörigen erhöht die Wahrscheinlichkeit für die Entwicklung einer ATS und gleichzeitig ist bei einer ATS das Suizidrisiko der Trauernden signifikant erhöht (Pitman et al., 2014; Treml & Kersting, 2023).

Trotz dieser schwierigen psychischen Situation von Hinterbliebenen nach einem Suizid gibt es kaum empirisch validierte Interventionsstudien, die speziell Suizidangehörige betreffen (Wagner, 2013).

Die therapeutischen Interventionen sollten sich an der im Vordergrund stehenden Symptomatik orientieren, z. B. bei Schuld- und Schamgefühlen schwerpunktmäßig KVT, bei Intrusionen traumatherapeutische Interventionen etc.

Am weitesten verbreitet sind Telefonseelsorge, konfessionelle Trauergruppen, Selbsthilfegruppen für Suizidangehörige, gruppentherapeutische Behandlungsangebote und internetbasierte KVT (Rosner et al., 2015; Wagner, 2019).

Das webbasierte Projekt »Hilfe nach Suizid« ist die erste internetbasierte Gruppenintervention für Hinterbliebene nach einem Suizid. »Zusammenfassend kann gesagt werden, dass die Ergebnisse der Studie zeigen konnten, dass durch das Programm psychopathologische Symptome, wie Depressivität, Anhaltende Trauerstörung, Suizidalität sowie posttraumatische Symptome, reduziert werden konnten und das Programm somit geeignet ist, Hinterbliebene nach dem Verlust einer nahestehenden Person adäquat zu unterstützen« (Bundesgesundheitsministerium, 2021, S. 27).

Die Themenschwerpunkte der einzelnen zwölf Sitzungen aus diesem Projekt können beispielhafte Impulse geben für die Durchführung von Gruppeninterventionen mit Suizidhinterbliebenen (Wagner et al., 2020).

Suizid und Trauer

Themenschwerpunkte für Gruppeninterventionen
- Sitzung 1: Kennenlernen
- Sitzung 2: Der suizidale Modus
- Sitzung 3: Meine Trauer
- Sitzung 4: Suizid als traumatisierendes Ereignis
- Sitzung 5: Sinn- und Warum-Frage
- Sitzung 6: Erlebte Schuldgefühle
- Sitzung 7: Eigene Suizidalität
- Sitzung 8: Stigmatisierung und Geheimhaltung
- Sitzung 9: Kommunikationsverhalten
- Sitzung 10: Trauerrituale und Gedenken
- Sitzung 11: Eigene neue Rolle und Zukunft
- Sitzung 12: Abschied

Weitere Informationen für Suizidhinterbliebene:
Bundesverband Verwaiste Eltern und trauernde Geschwister e.V.: www.veid.de
AGUS – Angehörige um Suizid e.V.: www.agus-selbsthilfe.de

Würde und Trauer

Der kanadische Psychiater Harvey Max Chochinov (2017) hat das Konzept der Würdezentrierten Therapie auf der Grundlage von Interviews mit unheilbar erkrankten Menschen entwickelt. Das therapeutische Vorgehen der Würdezentrierten Therapie (WT) beinhaltet mehrere Schritte und zielt darauf, ein sog. Generativitätsdokument für nahestehende Hinterbliebene zu erstellen.

Beispiele von Interviewfragen für ein Generativitätsdokument:

- ▶ Was sind die wichtigsten Bereiche, die Ihr Leben geprägt haben? (Rollen in der Familie, im Beruf, im Sozialleben etc.)
- ▶ Erzählen Sie mir ein wenig aus Ihrer Lebensgeschichte; insbesondere über die Zeiten, die Sie am besten in Erinnerung haben oder die für Sie am wichtigsten sind.
- ▶ Wann haben Sie sich besonders lebendig gefühlt?
- ▶ Was sind Ihre Hoffnungen und Wünsche für die Menschen, die Ihnen am Herzen liegen?
- ▶ Was waren Ihre wichtigsten Taten, worauf sind Sie besonders stolz?
- ▶ Gibt es Dinge, von denen Sie merken, dass Sie noch ausgesprochen werden wollen?
- ▶ Gibt es Worte oder Botschaften, die Sie noch an jemanden richten möchten?

Die Implementierung der WT im Rahmen der Palliativmedizin stellt jedoch erhebliche Herausforderungen dar (Seiler et al., 2024). Das Prinzip persönliche Botschaften für Angehörige schriftlich zu hinterlassen, ist auch ohne das zeitaufwendige therapeutische Vorgehen der WT eine gute Möglichkeit, die für beide Seiten (Patient:innen und Angehörige) wertschätzende Erfahrungen ermöglicht und die Kommunikation und Verbundenheit am Lebensende und die Trauerbewältigung unterstützen kann.

Das Thema Würde kann jedoch noch mehrere andere Blickrichtungen eröffnen.

Aus der Traumatherapie wissen wir, wie hilfreich die imaginative Versorgung (Nachbeelterung) von emotionalen Vernachlässigungserfahrungen für die Integration von verletzenden Erfahrungen sein kann (Reddemann, 2001; Diegelmann, 2007). Da imaginative Interventionen eine besonders starke Wirkung auf emotionale Prozesse haben, kann ein gezieltes imaginatives Überschreiben mithilfe von wohltuenden Bildern gegenüber belastenden inneren Bildern neue, korrigierende Erfahrungen ermöglichen, die als eine emotionale Neubewertung in der Gegenwart erlebt werden (Holmes et al., 2009; Holmes & Mathews, 2010).

Bei dem Vorgehen mit TRUST wird dieses Prinzip bei vielen Interventionen genutzt. Hierbei geht es darum, Krisen- oder Traumanetzwerke eher aus der Distanz einer bildhaften, imaginativen, metaphern-aktivierenden oder symbolhaften Aktivierung heraus kreativ zu bearbeiten. Es werden belastende autobiografische Erinnerungen nur kurzfristig aktiviert und gezielt ein Verarbeitungsprozess durch emotionales Überschreiben – oder besser gesagt durch emotionales und imaginatives, teilweise auch durch Malen initiiertes Weiter- oder Umschreiben der Erfahrungen – angeregt. So können neue Sichtweisen und Erlebnisqualitäten unmittelbar gespürt werden.

Die kurzfristige Aktivierung von belastenden Erfahrungen zielt nicht auf Habituation oder Löschung, sondern darauf, das Prinzip des State-dependent-Learning im Ressourcen-State gezielt zu nutzen, um Stressverarbeitungsstörungen oder Traumafolgestörungen in Hier- und Heute-Erfahrungen zu wandeln. Die autobiografische Arbeit mit Ressourcen bedeutet in diesem Kontext, dass es wichtig ist, ganz individuelle Verarbeitungsimpulse auszulösen.

Würde und Trauer

Das Vorgehen des imaginativen Überschreibens von traumatischen Erfahrungen kann auch als imaginative Trauerintervention hilfreich sein. Beispielsweise um Menschen, die aufgrund bestimmter Todesumstände einen Mangel an würde-bewahrenden Aspekten erlebt haben, diese Würde im Nachhinein wieder von den Hinterbliebenen geben zu können. Eine würdeschenkende imaginative Zuwendung für den Umgang mit Fehlgeburten, dem Suizid eines nahen Angehörigen, dementen Angehörigen, dem Tod von Kindern oder auch bei körperlichen Entstellungen durch Unfälle oder Krieg, könnte eine achtsame und würdeschenkende Wertschätzung auch noch Jahre nach einem solchen Verlust ermöglichen.

Wichtig

Es geht nicht um Vermeidung von belastenden Erfahrungen, sondern um einen Weg, reale würdelose Situationen »umzuschreiben« – als Trost für die Hinterbliebenen, aber auch als Ausdruck von Respekt für den verstorbenen Menschen.

Fallbeispiel

Beispiel 1: Belastung durch eine würdelose Situation: eine 67-jährige Mutter, die an Demenz erkrankt war und im Hospiz häufig nackt über den Flur lief und Pfleger belästigte.

Würdebewahrender Aspekt: Die Tochter stellt sich vor, wie ihre Mutter als kleines Mädchen nackt fröhlich lachend und jauchzend im Garten herumspringt und ihren jüngeren Bruder mit einem Gartenschlauch bespritzt.

Das Bild der im Garten spielenden 4-jährigen Mutter überschreibt die »peinliche« Situation und tröstet die Tochter, weil sie denken kann: »Meine Mutter hat sich in der peinlichen Situation vielleicht so glücklich wie als 4-Jährige gefühlt.«

Beispiel 2: Belastung durch eine würdelose Situation: Tod eines 42-jährigen Sohnes durch ein Erdbeben (abgetrennte Gliedmaßen haben den Körper entstellt)

Würdebewahrender Aspekt: Die 59-jährige Mutter stellt sich vor, wie ihr Sohn von Rettungskräften sorgsam aus den Trümmern befreit worden ist und die Sanitäter dabei ihr eigenes Leben riskiert hatten, um ihren Sohn zu bergen, obwohl sie wussten, dass er bereits tot war. Diese Gedanken spricht sie ihrem verstorbenen Sohn gegenüber aus und versichert ihm, dass alles dafür getan wurde, um seine Leiche unter Einsatz des Lebens der Helfer zu bergen, statt ihn unter den Trümmern liegen zu lassen. Dadurch konnte eine würdevolle Bestattung möglich werden.

Beispiel 3: Belastung durch den Sexualmord an dem 5-jährigen Bruder vor 50 Jahren. In der Familie war das Thema seit dem Verlust ein Tabu und alles, was damit zusammenhing, wurde vermieden – mit dem Mord war der Bruder wie »ausgelöscht«.

Würdebewahrender Aspekt: In Rahmen der Psychotherapie kann die heute 57-jährige Schwester erstmals über den Mord sprechen. Dadurch wurde es möglich, mit den anderen Geschwistern erstmals über den Bruder und die damalige Zeit zu sprechen. Es wurden viele belastende, aber auch lustige Erinnerungen an den Bruder ausgetauscht. Diese Gespräche ließen den getöteten kleinen Bruder wieder lebendig werden, der damals auch immer der Sonnenschein der Familie war. Die Geschwister haben beispielsweise den 55. Geburtstag des verstorbenen Bruders an einem schönen Ort gefeiert.

Würdeschenkende Aufmerksamkeit

Gibt es eine Person in Ihrem Leben, der Sie nach deren Tod in Ihrer Vorstellung gerne eine würdevolle Aufmerksamkeit schenken möchten? Sie können auf diesem Arbeitsblatt einige Gedanken dazu notieren.

Wer könnte das ein?

....

Wie könnten Sie diese Würde vermitteln?

....

....

....

Manche Menschen nutzen die Kraft von inneren Bildern dazu, individuelle Gefühle von Wertschätzung und Würde wachzurufen. Was könnte Ihnen dazu einfallen?

....

....

....

Beispiele für würdeschenkende Aufmerksamkeit könnten sein:

- In Gedanken stellen Sie sich die verstorbene Person in ihrer Lieblingskleidung vor.
- Sie schreiben dem verstorbenen Menschen einen Brief, in dem Sie sich für die Zeit bedanken, die Sie gemeinsam haben konnten.
- Sie entschuldigen sich für unterlassene Komplimente oder für andere Verhaltensweisen.
- Sie nehmen sich Zeit, ein Musikstück in Gedenken an den Menschen zu hören, und widmen ihm oder ihr diesen Moment.
- Sie hoffen, dass es dem / der Verstorbenen gut geht.
- Sie bedanken sich für bestimmte Erfahrungen.
- Sie schmunzeln, weil Sie sich an etwas erinnern, was Sie mit diesem Menschen erleben konnten, und sagen es in Gedanken der Person.
- Gibt es etwas, was Sie gegenüber einer bestimmten Person, die nicht mehr lebt, noch sagen möchten?

Letzte-Hilfe-Kurse

Auf diesem Informationsblatt sind einige Informationen zum Thema »Letzte-Hilfe-Kurse« zusammengestellt.

2008 ist der Begriff »Letzte-Hilfe-Kurs« im Zusammenhang mit Palliative Care entstanden. Daraus entstanden ist ein differenziertes Kursangebot, mit Angeboten für Erwachsene, für Kids & Teens und auch speziell für Professionelle. Infos über Kursangebote stehen auf der Website https://www.letztehilfe.info/. Mittlerweile gibt es Letzte-Hilfe-Kurse in zahlreichen Ländern weltweit: Norwegen, Deutschland, Dänemark, Schweiz, Österreich, Australien, Brasilien, Litauen und in vielen weiteren Ländern.

Im Kasten finden Sie Definitionen von Erster Hilfe und Letzter Hilfe nach dem Palliativmediziner Dr. Bollig, auf den diese Idee zurückgeht: https://www.letztehilfe.info/

Definition

Erste Hilfe: Maßnahmen zur Hilfe bei akuter Verletzung und Erkrankung mit dem primären Ziel, das Überleben der Betroffenen zu sichern.
Letzte Hilfe: Maßnahmen zur Hilfe bei lebensbedrohlichen Erkrankungen mit dem primären Ziel, der Linderung von Leiden und Erhaltung von Lebensqualität.

Die Letzte-Hilfe-Kurse werden von erfahrenen Hospiz- und Palliativmitarbeiter:innen durchgeführt. Die Teilnahme kann kompakt in vier Unterrichtseinheiten an einem Abend oder Nachmittag erfolgen.

Die Kurse beinhalten folgende Schwerpunktthemen:
(1) Sterben ist ein Teil des Lebens: Normalität des Sterbens als Teil des Lebens
(2) Vorsorgen und Entscheiden: Patientenverfügung und Vorsorgevollmacht
(3) Leiden lindern: Leidvolle Aspekte und Linderung im Sterbeprozess
(4) Abschied nehmen: Austausch über Abschied nehmen, über Möglichkeiten und Grenzen

Etwa 50% der Sterbefälle in Deutschland betreffen Menschen im erwerbstätigen Alter. Daher ist von einer hohen Wahrscheinlichkeit auszugehen, dass jeder Mensch im Laufe des Erwerbslebens direkt oder indirekt mit Sterben, Tod oder Trauer betroffener Kolleg:innen konfrontiert wird.

Diese Tatsache hat das *Zentrum für Palliativmedizin* der Universität Köln, in Kooperation mit *Caring Community Köln* und *Letzte Hilfe Deutschland gemeinnützige GmbH* dazu veranlasst, folgendes Projekt mit dem Namen »Letzthelfer:innen am Arbeitsplatz für einen sensiblen Umgang mit Sterben, Tod und Trauer« (LAUT) ins Leben zu rufen. Es ist ein vom *Bundesministerium für Familie, Senioren, Frauen und Jugend (BMFSFJ)* und der *Paula Kubitschek-Vogel-Stiftung*, München, gefördertes Projekt. Eine bundesweite Online-Befragung mit einer repräsentativen Bestandsaufnahme in Betrieben soll Erfahrungen und Umgang mit Sterben, Tod und Trauer erheben.

Ziel ist ein Konzept für Letzthelfer:innen am Arbeitsplatz zu entwickeln.

In einem ersten Schritt werden diese Letzthelfer:innen durch Letzte-Hilfe-Kurse ausgebildet (https://www.letztehilfe.info/news/).

Imagination – Ort der Ruhe und der Kraft

Instruktion

»Die erste Zeit nach dem Tod eines geliebten Menschen ist häufig geprägt durch das Erleben von Unruhe, Verzweiflung, Erschüttert-Sein, Angst, Schock, Orientierungslosigkeit, Sich-aufgewühlt-Fühlen, Erstarrt-Sein, Hoffnungslosigkeit oder Sinnlosigkeit und den zusätzlichen sozialen und organisatorischen Anforderungen.

Besonders dann wäre es aber hilfreich, spüren zu können, was eigentlich gerade jetzt wichtig ist.

TIME IS NOW – Die Vergangenheit gibt es nicht mehr und die Zukunft ist noch nicht. Wir alle haben eigentlich wirklich nur den gegenwärtigen Augenblick. Die folgende Übung kann Sie in Kontakt mit dem Gefühl des Gegenwärtig-Seins bringen. Im Verlauf der Imagination werde ich Sie bitten, mit der Vielfalt Ihrer Sinne eine Vorstellung von Ruhe und Kraft entstehen zu lassen. Wir beginnen zunächst mit einer kurzen Atemübung.

Bitte setzen Sie sich so bequem wie möglich hin, achten Sie zu Beginn einmal auf Ihren Atem. Sie zählen beim Einatmen innerlich bis vier und beim Ausatmen möglichst bis sieben ... Spüren Sie dabei, wie sich beim Einatmen Ihre Bauchdecke hebt und beim langsamen Ausatmen auch wieder senkt ... Sie atmen ganz natürlich einfach ein und wieder aus ... einfach ein- und wieder ausatmen ... Und jetzt versuchen Sie bitte, sich an einen Moment oder an einen bestimmten Ort zu erinnern, der bei Ihnen eine ruhige und friedliche Stimmung wachrufen kann ... Schauen Sie sich in Ihrer inneren Welt einmal ein wenig um, was Sie brauchen, um Gefühle von Ruhe und Stille erleben zu können. Für manche Menschen kann das auch eine ganz lebendige Situation sein, wie z. B. das Betrachten eines Gewässers, das leise vor sich hinplätschert, oder es kann auch ein Wasserfall sein oder ein Blick aufs Meer ... Manche können auch den Blick in einen Garten oder einen Platz in ihrer Wohnung oder in der Natur als beruhigend und stärkend empfinden ... Achten Sie dabei einmal auf das, was Sie gerne sehen möchten. Lassen Sie sich davon überraschen, was Ihnen dazu spontan einfällt. Es kann eine reale Erinnerung sein oder auch eine Fantasievorstellung, es ist alles möglich ... vielleicht möchten Sie auch eine Kombination aus beiden Vorstellungen entwickeln ... Welche Farben oder auch Gerüche tun Ihnen gut? Achten Sie dabei auf kleinste Nuancen ... vielleicht sind es auch bestimmte Geräusche oder eine bestimmte Tages- oder Jahreszeit ... Sie können sich in Ihrer Fantasie alles so arrangieren, dass es Ihnen gerade gut gefällt ... Je länger Sie sich damit beschäftigen, welche Details Ihnen dabei wichtig sein könnten, um so ruhiger werden Sie, Sie spüren vielleicht, wie sich die Entspannung und das Gefühl von Ruhe in Ihrem Körper ausbreitet ... Genießen Sie das ... und zunehmend spüren Sie, dass Ihnen diese Erfahrung auch guttut, Sie stärkt und Sie dabei Ihren Akku auch wieder etwas auftanken können. Wenn Sie mögen, lassen Sie dabei ein kleinstmögliches Lächeln auf Ihren Lippen entstehen ... Zum Abschluss der Übung können Sie diesem inneren Ort auch noch einen Namen geben ... auch das kann ein realer Ort sein oder ein Fantasiename ... Denken Sie daran, Sie haben die Regie bzw. Sie spüren, was Sie brauchen, um Kraft zu tanken ...

Zum Abschluss nehmen Sie die Entspannung wieder zurück, Sie räkeln und strecken sich, schauen sich ein wenig um und nehmen wahr, was Sie gerade hier in diesem Raum sehen können. Willkommen zurück – und wenn Sie möchten können Sie mir davon berichten, was Sie gerade erlebt haben.«

Friedhöfe und Gräber

Vielleicht haben Sie sich in Ihrem bisherigen Leben schon mit besonderen Friedhöfen oder Grabstätten beschäftigt – vielleicht auch nicht!

Auf einmal kann das Thema »Wo möchte ich selbst begraben sein?« oder »Wo möchte ich meinen verstorbenen liebsten Menschen bestattet wissen?« ganz in der Gegenwart eine Entscheidung erfordern.

Manche Menschen, Paare, Familien oder Freund:innen beschäftigen sich schon zu Lebzeiten mit diesem Thema und haben bereits konkrete Vorstellungen dazu entwickelt. Das kann in solchen Situationen hilfreich sein, kann aber auch sehr irritierend sein, wenn es, wie beispielsweise während der Corona-Pandemie, gar nicht so möglich ist, wie man es gerne gehabt hätte.

Auf diesem Arbeitsblatt können Sie einmal Ihre ganz persönlichen Erfahrungen zu den Themen Friedhöfe und Bestattungsorte reflektieren.

Was wünschen Sie sich aus heutiger Sicht für den »letzten« Ort, an dem Sie sich oder Ihren gestorbenen nahen Menschen gut aufgehoben fühlen können? Vielleicht spüren Sie spontan, was Ihnen dabei helfen kann, ein Gefühl dafür zu entwickeln.

Wissen Sie beispielsweise auch, dass es auf vielen Friedhöfen Grabpatenschaften gibt, anonyme Begräbnisse – oder was eine Beerdigung kostet? Wie können Sie die Bestatterin oder den Bestatter Ihres Vertrauens finden? Kennen Sie virtuelle Gedenkorte oder andere internetbasierte Möglichkeiten zu dem Thema? Kämen Sie auf die Idee, bei einem zukünftigen Umzug an einen anderen Wohnort Ihren verstorbenen Partner »mitzunehmen« und vorsorglich eine umzugsfähige Urne dazu auszusuchen? Gegenwärtig gibt es auch einen Trend, Grabstätten mit einem QR-Code zu versehen, der den Hinterbliebenen Gelegenheit gibt, ausgewählte persönliche Informationen zugänglich zu machen.

Nehmen Sie sich dazu Zeit, vielleicht möchten Sie zu dem Thema auch googeln? Machen Sie sich ein paar Notizen dazu.

....

....

....

....

....

....

....

....

....

....

....

Friedhof als Oase zum Auftanken

Dieses Arbeitsblatt lädt Sie dazu ein, sich Gedanken darüber zu machen, ob es auch einen Ort auf einem Friedhof gibt, den Sie als Oase der Ruhe zum Auftanken nutzen könnten. Sie könnten diesen Ort real besuchen oder auch virtuell, oder ganz einfach in Ihrer Fantasie.

In jeder großen Stadt, aber auch im kleinsten Dorf haben Friedhöfe einen eigenen Charme. In Großstädten werden Friedhöfe gerne auch als wahre Ruhe-Orte zum Auftanken genutzt.

Die unterschiedlichen Grabmale können den Blick vom eigenen Schicksal etwas weiten und auch eine historische, generationsübergreifende Perspektive fördern.

Berühmte Persönlichkeiten können mit ihrem Begräbnisort noch über ihren Tod hinaus andere Menschen inspirieren und Ressourcenerfahrungen wecken.

Ausgewählte Beispiele von berühmten Friedhöfen

- In Zürich ist auf dem Friedhof Fluntern neben vielen weiteren Berühmtheiten auch der Schriftsteller James Joyce mit seiner Ehefrau Nora Barnacle begraben (https://de.wikipedia.org/wiki/Friedhof_Fluntern).
- Der Alte St.-Matthäus-Kirchhof Berlin ist ein historischer Friedhof mit vielen kulturhistorisch bedeutenden Grabmälern, z. B. von den Gebrüdern Grimm bis hin zu Rio Reiser, aber auch mit ganz aktuellen Initiativen, wie dem Verein EFEU e. V. (Akronym für »Erhalten, Fördern, Entwickeln, Unterstützen«). Beispielsweise wurde 2008 dort ein Garten der Sternenkinder eingeweiht und auch das erste Friedhofscafé Deutschlands lädt dort zum Verweilen und Austausch ein (https://de.wikipedia.org/wiki/Alter_St.-Matth%C3%A4us-Kirchhof_Berlin).
- Der bekannte Cimetière du Père-Lachaise ist die erste als Parkfriedhof angelegte Begräbnisstelle der Welt und wird jährlich von tausenden Menschen als Oase zum Auftanken genutzt. (https://de.wikipedia.org/wiki/P%C3%A8re_Lachaise).

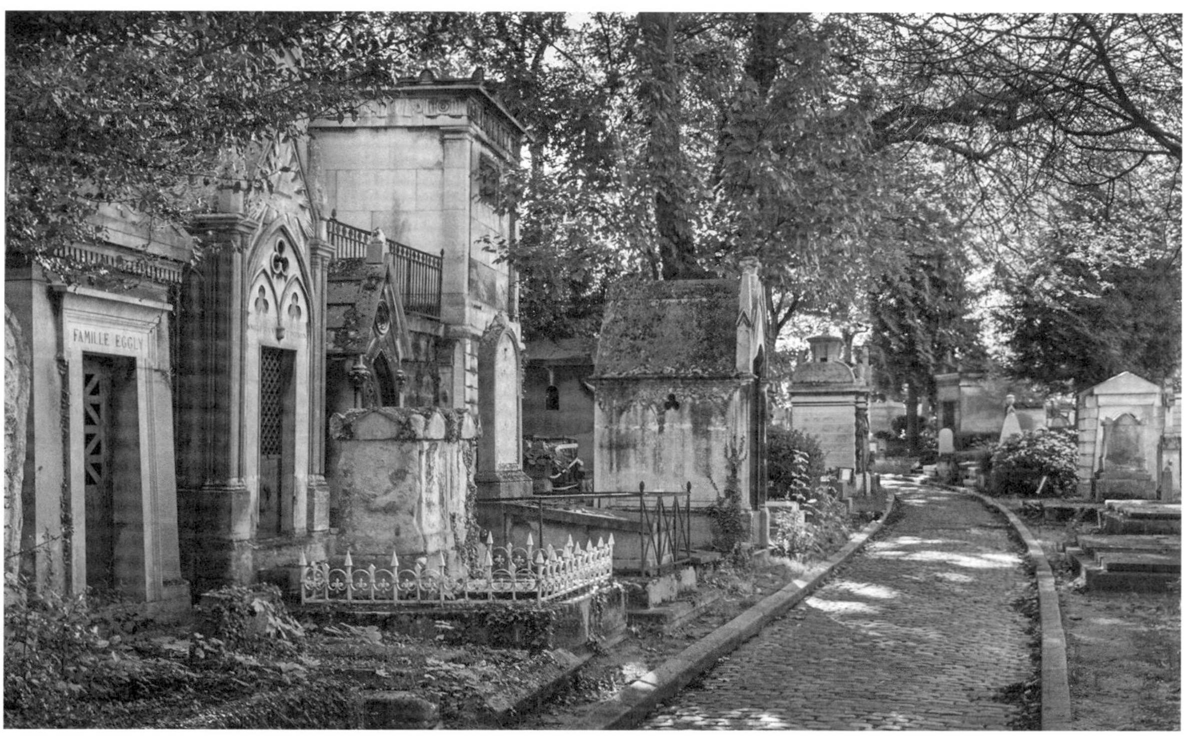

AB 62 • P

Kunst, Musik und Literatur als Trauer-Ressource

Lesen, Podcasts hören oder Ausstellungs- und Museumsbesuche, Konzerterlebnisse – oder einfach Musik hören bereichert viele Menschen in ihrem gewohnten Alltag. Die Beschäftigung mit den eigenen biografischen Highlights, die zum Thema Kunst, Musik und Literatur auftauchen, kann eine sehr individuelle stabilisierende Wirkung auch zu Zeiten entfalten, in denen wir Trost und Zuversicht brauchen.

Dieses Arbeitsblatt ist dazu gedacht, einmal zu reflektieren, was Sie aus den Bereichen Musik, Literatur oder Kunst kennen, das Ihnen in Ihrem Trauerprozess guttun kann.

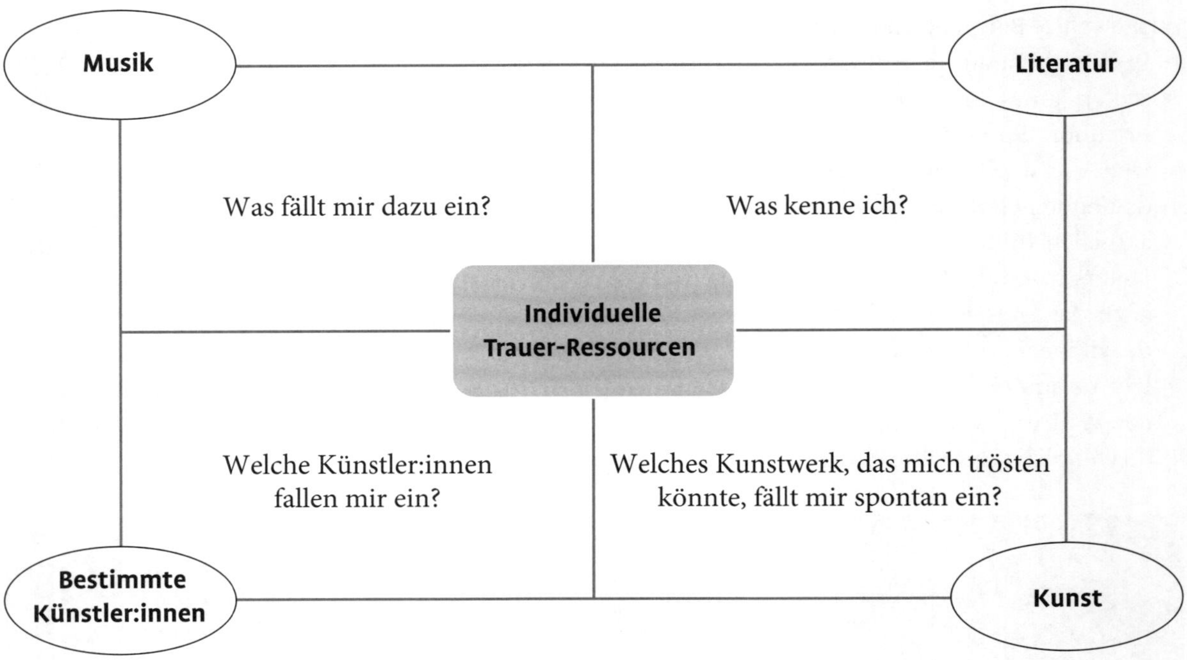

5 Resilienzorientierte Burn-out-Prophylaxe und Trauer

Die berufliche Begegnung mit Trauernden ist immer auch eine Konfrontation mit der eigenen Endlichkeit. Die sinnliche Anteilnahme an den Verlusterfahrungen durch die berufliche Präsenz löst ähnliche Prozesse im Körper aus, vergleichbar mit denen der Betroffenen selbst.

»Trauer ist ansteckend« – Resilienz aber auch!

Diese Phänomene, dass Erfahrungen in Bildern einer realen Erfahrung ähneln können, hat bereits Seymour Epstein (1994) beschrieben. Im Rahmen seiner kognitiv-erfahrungsbezogenen Selbsttheorie postuliert er die Existenz zweier paralleler, interagierender Modi der Informationsverarbeitung: ein rationales System und ein emotional gesteuertes Erfahrungssystem, das kognitive und unbewusste Erfahrungen integriert. Heute wissen wir durch die Erkenntnisse der bildgebenden Verfahren z. B., dass schmerzverarbeitende Zentren im Gehirn auch dann empathisch reagieren, wenn wir sehen, wie anderen Menschen Schmerz zugefügt wird (Singer et al., 2004).

Je nachdem, womit unser Gehirn beschäftigt ist, werden unterschiedliche körperliche und emotionale Prozesse ausgelöst. Allein bildhaft vorgestellte Situationen verändern physiologische Reaktionen, daher ist Gedankenmanagement auch für die Verarbeitung von Trauerthemen sinnvoll. Dabei haben nonverbale Reize eine besonders starke Wirkung auf emotionale Prozesse. Das können Sie spontan erleben, wenn Sie sich in Ihrer Vorstellung eine schöne, gelbe, saftige Zitrone vorstellen. Stellen Sie sich vor, wie eine Zitrone aufgeschnitten auf einem weißen Teller liegt, der Zitronensaft tropft auf den Teller, Sie riechen mal an der Zitrone und dann stellen Sie sich vor, an der Zitrone zu lecken. Sie beobachten dann, was Sie wahrnehmen: Speichelfluss setzt sofort ein. Die Zitronenimagination veranschaulicht unmittelbar den Zusammenhang von Gedanken und körperlichen Reaktionen. Allein die bildhafte Vorstellung bewirkt die körperlichen Reaktionen. Dieses Prinzip kann man auch gut zur Psychoedukation bei Patient:innen nutzen, um die Bedeutung von ressourcenaktivierenden Imaginationen zu erklären. Alles, was wir mit unseren Sinnen aufnehmen, beeinflusst unser Erleben.

So ist es nicht verwunderlich, dass Menschen, die mit existenziell belasteten Menschen arbeiten, immer auch ein beträchtliches Ausmaß an belastenden Erfahrungen mit aufnehmen. Daher brauchen Professionelle einen bewussten selbstfürsorglichen Umgang mit Vorstellungen und der Vielfalt an Sinneserfahrungen, die mit der Berufsausübung einhergehen (z. B. belastende Bilder, Gerüche, Geräusche, Berührungen), um weiter kompetent handeln zu können.

Durch die Corona-Pandemie hat das Thema Burn-out und Resilienz von Gesundheitsberufen mehr Aufmerksamkeit auch in der Forschung erhalten (Yıldırım & Solmaz, 2020). Die individuelle Burn-out-Prophylaxe ist zwar bedeutsam, jedoch kann fehlende Resilienz von beruflichen Systemen oder auch unzureichende Resilienz im Team nicht dadurch kompensiert werden (Traylor, 2021). Vor allem sind Überstunden und erhöhte Depressionen, Angstzustände und Stress weitere wichtige Faktoren im Zusammenhang mit Burn-out am Arbeitsplatz (Marković et al., 2024).

Eine resilienzorientierte Burn-out-Prophylaxe kann allerdings dazu beitragen, dass trotz stressiger Arbeitsbedingungen und der Begleitung von belasteten Menschen eine Ressourcenspirale in Gang gesetzt werden kann. Eine Studie mit resilienten Ärzt:innen zeigt, dass der Schutz vor Burn-out durch resilienzorientiertes Verhalten charakterisiert werden kann (Zwack & Schweitzer, 2013).
Es fanden sich drei bedeutsame Verhaltenskategorien:

(1) Gratifikationsquellen
- gelungene Arzt-Patienten-Beziehung: 67,2%
- behandlungsbezogene Erfolge: 58,6 %

(2) Resilienzstrategien I: Konkrete Handlungen
- Freizeitaktivität zum Stressabbau: 79,3%
- Kollegialität bewusst suchen und pflegen: 55,1%

(3) Resilienzstrategien II: Nützliche Grundhaltungen
- Akzeptanz und Realismus: 56,1%
- Selbstbewusstheit und Reflexivität: 52,5%

Broaden-and-build-Theorie. Durch die berichteten Strategien und Einstellungen wird offenbar eine Aufwärtsspirale von Resilienz in Gang gesetzt, ähnlich der Forschung von Barbara Fredrickson (2001), die in der *Broaden-and-build-Theory of positive emotions* die Wirkkraft von positiven Gefühlen beschreibt.

Die Broaden-and-Build-Theorie geht davon aus, dass die gezielte Aktivierung von Erfahrungen mit positiven Emotionen das Denk- und Handlungsrepertoire von Menschen erweitert, was darüber hinaus dazu führt, dass dauerhafte persönliche Ressourcen aufgebaut werden. Es entsteht eine Aufwärtsspirale in Richtung zunehmenden Wohlbefindens in mehreren Dimensionen:
- **intellektuelle Ressourcen** (z. B. bessere Problembewältigung, neues Lernen)
- **physiologische Ressourcen** (z. B. kardiovaskuläre Gesundheit, Koordination)
- **soziale Ressourcen** (z. B. neue Kontakte)
- **psychologische Ressourcen** (Zunahme von Optimismus und Resilienz, Zielorientierung)

Auch Berufsgruppen, die mit Trauernden arbeiten, brauchen ein kontinuierliches individuelles »Update von Trauererfahrungen«. Dies beinhaltet sowohl die Thematisierung eigener Trauererfahrungen wie auch die Distanzierung von Trauererfahrungen der Patient:innen. Sonst können unreflektiert viele Situationen zu Triggern auch bei den Behandler:innen werden, denn selbstverständlich hat jeder Mensch schon im Leben eigene Verlusterfahrungen erlebt, die durch die Aktualisierung mit realen Verlusterfahrungen von Patient:innen auch in der beruflichen Rolle immer getriggert werden können. Um in der Gegenwart professionell handeln zu können, ist es am besten, sich ein stabiles Resilienzpolster (RSB-Modell, s. **INFO 2** »RSB- (Resilienz-Stressbewältigungs-)Modell Trauer«) und ein individuelles Repertoire an Stressbewältigungstechniken zuzulegen.

Es ist davon auszugehen, dass eigene Resilienz auch beim Gegenüber wiederum Resilienz-Resonanz auslöst und damit ein guter Rahmen für den therapeutischen Prozess entsteht.

Arbeits- und Informationsmaterial

INFO 31 Das Burn-out-Syndrom
Das Informationsblatt weist auf die Dimensionen des Burn-out-Syndroms nach ICD-11 hin.

AB 63 Typische Symptome des Burn-out-Syndroms
Das Arbeitsblatt stellt den etablierten Fragebogen zur Einschätzung des Burn-out-Risikos vor.

AB 64 Abschied von Patient:innen
Das Arbeitsblatt thematisiert Erfahrungen mit Abschied im privaten und beruflichen Kontext. Gezielte Fragen regen zu der Beschäftigung mit beruflichen Abschiedsszenarien an.

AB 65 Mein »Resilienz-Polster«
In Anlehnung an das RSB-Modell lädt dieses Arbeitsblatt zur Erkundung des eigenen »Resilienz-Polsters« ein.

AB 66 Baum der Verbundenheit
Der Baum der Verbundenheit regt dazu an, sich eigene Verbundenheitserfahrungen bewusst zu machen.

AB 67 Mein Resilienz-Baum
Dieses Arbeitsblatt soll dazu anregen, eigene prägende Lebenserfahrungen zu benennen, die Einfluss auf die berufliche Resilienz haben.

INFO 31 • T

Das Burn-out-Syndrom

Das Burn-out-Syndrom wurde erstmals neu in die ICD-11 (World Health Organization, 2023) aufgenommen. Burn-out wird in der ICD-11 allerdings nicht als eigenständige Krankheit genannt, sondern kann als zusätzliche Codierung (QD 85) zu einer ICD-11-Diagnose hinzugefügt werden.

Das Burn-out-Syndrom resultiert aus chronischem Stress im beruflichen Kontext, der nicht erfolgreich verarbeitet wird. Es besteht aus drei Dimensionen:
(1) Gefühle von Energieverlust oder Erschöpfung
(2) zunehmende innere Distanz zum Job oder jobbezogene Gefühle von Negativismus oder Zynismus
(3) Leistungsminderung und Ineffizienz-Gefühlen

Ein etablierter Fragebogen zur Einschätzung des Burnout-Risikos ist das *Maslach-Burnout-Inventory* (**AB 63** »Typische Symptome des Burn-out-Syndroms«).

Typische Symptome des Burn-out-Syndroms

Burn-out-Selbsttest mit dem *Maslach Burnout Inventory*

Geben Sie bitte im Fragebogen an, wie häufig die folgenden Aussagen auf Sie zutreffen, indem Sie die entsprechende Zahl bei jeder Frage ankreuzen:

0 = nie; 1 = mindestens ein paar Mal im Jahr; 2 = mindestens einmal im Monat; 3 = einige Male pro Monat; 4 = einmal pro Woche; 5 = mehrmals pro Woche; 6 = jeden Tag

		0	1	2	3	4	5	6
(1)	Ich fühle mich emotional ausgelaugt.	☐	☐	☐	☐	☐	☐	☐
(2)	Am Ende eines Arbeitstages fühle ich mich verbraucht.	☐	☐	☐	☐	☐	☐	☐
(3)	Schon wenn ich morgens aufstehe und einen weiteren Arbeitstag vor mir sehe, fühle ich mich erschöpft.	☐	☐	☐	☐	☐	☐	☐
(4)	Ich kann gut verstehen, wie meine Klienten sich fühlen.	☐	☐	☐	☐	☐	☐	☐
(5)	Ich habe das Gefühl, dass ich einige Klienten wie unpersönliche Objekte behandle.	☐	☐	☐	☐	☐	☐	☐
(6)	Den ganzen Tag mit Menschen zu arbeiten strengt mich sehr an.	☐	☐	☐	☐	☐	☐	☐
(7)	Ich kann sehr effektiv mit den Problemen meiner Klienten umgehen.	☐	☐	☐	☐	☐	☐	☐
(8)	Ich fühle mich durch meine Arbeit ausgebrannt.	☐	☐	☐	☐	☐	☐	☐
(9)	Ich habe das Gefühl, dass ich durch meine Arbeit das Leben anderer Menschen positiv beeinflusse.	☐	☐	☐	☐	☐	☐	☐
(10)	Seit ich diese Arbeit mache, fühle ich mich abgestumpfter gegenüber anderen Menschen.	☐	☐	☐	☐	☐	☐	☐
(11)	Ich befürchte, dass mich dieser Job emotional härter macht.	☐	☐	☐	☐	☐	☐	☐
(12)	Ich fühle mich energiegeladen.	☐	☐	☐	☐	☐	☐	☐
(13)	Ich fühle mich durch meinen Job frustriert.	☐	☐	☐	☐	☐	☐	☐
(14)	Ich habe das Gefühl, dass ich in meinem Beruf zu hart arbeite.	☐	☐	☐	☐	☐	☐	☐
(15)	Was mit manchen meiner Klienten geschieht, berührt mich nicht wirklich.	☐	☐	☐	☐	☐	☐	☐
(16)	Meine Arbeit mit direktem Kontakt zu Menschen stresst mich zu sehr.	☐	☐	☐	☐	☐	☐	☐
(17)	Ich kann leicht eine entspannte Atmosphäre mit Klienten schaffen.	☐	☐	☐	☐	☐	☐	☐
(18)	Ich fühle mich durch die intensive Arbeit mit Klienten angeregt.	☐	☐	☐	☐	☐	☐	☐
(19)	Ich habe in diesem Job viel Wertvolles vollbracht.	☐	☐	☐	☐	☐	☐	☐
(20)	Ich habe das Gefühl, nicht mehr weiter zu wissen.	☐	☐	☐	☐	☐	☐	☐
(21)	In meiner Arbeit gehe ich sehr ruhig mit emotionalen Problemen um.	☐	☐	☐	☐	☐	☐	☐
(22)	Ich habe das Gefühl, dass mich Klienten für manche ihrer Probleme verantwortlich machen.	☐	☐	☐	☐	☐	☐	☐

Typische Symptome des Burn-out-Syndroms

Addieren Sie zum Schluss die Ergebnisse für jede der folgenden drei Dimensionen. Zur Selbstreflexion achten Sie darauf, ob die Gesamtpunktzahl jeder Dimension einen geringen, mittleren oder hohen Wert ergibt. Sollten die Dimensionen »Emotionale Erschöpfung« und »Empathieverlust / Depersonalisation« hohe Werte ergeben, dann sollten Sie dringend etwas tun, um einem klinisch beeinträchtigenden Burn-out vorzubeugen. Hohe Werte im Bereich »Persönliche Leistung / Erfüllung« wirken ausgleichend und sollten Sie ermutigen.

Dimension	**Items**	**Mein Wert**	**Geringer Wert**	**Mittlerer Wert**	**Hoher Wert**
Emotionale Erschöpfung	1, 2, 3, 6, 8, 13, 14, 16, 20		< 17	18–29	> 30
Persönliche Leistung / Erfüllung	4, 7, 9, 12, 17, 18, 19, 21		< 33	34–39	> 40
Empathieverlust / Depersonalisation	5, 10, 11, 15, 22		> 5	6–11	> 12

AB 64 • T

Abschied von Patient:innen

Dieses Arbeitsblatt gibt Ihnen die Möglichkeit, sich damit zu beschäftigen, welche Abschiedsrituale oder Abschiedserfahrungen nach dem Tod eines Menschen Sie kennen und anwenden. Dies können auch private Erfahrungen sein oder eher spezielle Erfahrungen in Ihrem beruflichen Kontext.

Je nachdem in welchem beruflichen Bereich Sie arbeiten, erleben Sie Abschied von Patient:innen regelmäßig oder eher weniger. In palliativen Settings gibt es viele »Modelle« einer Abschiedskultur, die immer von den individuellen Menschen entwickelt, gestaltet und gepflegt werden, die aktuell dort arbeiten. Sollte der Tod von Patient:innen eher selten in Ihrem Berufsalltag vorkommen, haben Sie vielleicht auch bereits eine persönliche Abschiedskultur für sich entwickelt – oder Sie fragen sich vielleicht, was Sie zukünftig für sich etablieren möchten.

Folgende Fragen können Ihnen dabei behilflich sein, sich Zeit und Muße für den Abschied von Patient:innen oder vielleicht auch von Kolleg:innen im beruflichen Alltag zu nehmen.

- Erfahrung: Welche letzte oder auch frühere wichtige Erfahrung erinnere ich mit der verstorbenen Person?

- Symbol: Welches Symbol an meinem Arbeitsplatz steht für meine Resilienz – oder welches möchte ich noch etablieren?

- Wunsch: Was wünsche ich der Familie / den Kindern / den Bezugspersonen im sozialen Umfeld / dem bzw. der Verstorbenen für die zukünftige Zeit?

- Frage: Welches Abschiedsritual möchte ich in meinem Beruf für den Umgang mit Endlichkeit etablieren?

- Kommunikation: Mit wem möchte ich mich über den Abschied austauschen, möchte ich nochmal Kontakt zu den Angehörigen aufnehmen: ein Telefonat, eine Karte schreiben o.Ä.?

- Dankbarkeit: Wofür bin ich dankbar? Wem könnte ich einen Dankbarkeitsbrief – das ist auch an bereits verstorbene Menschen möglich – schreiben? Den Brief könnten Sie vielleicht in einem Ritual verbrennen und die Asche des Briefs an einer besonderen Stelle verstreuen?

- Vielleicht haben Sie noch weitere Ideen zum Thema Abschied im beruflichen Kontext?

AB 65 • T

Mein »Resilienz-Polster«

Die Bedeutung von Resilienz im Berufsleben ist hinreichend nachgewiesen. Dieses Arbeitsblatt bietet Ihnen Gelegenheit, sich damit zu beschäftigen, was Ihr aktuelles »Resilienz-Polster« füllt (s. auch **INFO 2** »RSB- (Resilienz-Stressbewältigungs-)Modell Trauer«).

Sammeln Sie dazu einige Beispiele zu unterschiedlichen Bereichen, die Ihnen spontan einfallen. Sie können auch Wünsche zu Bereichen eintragen, die Sie noch ausbauen wollen.

- Berufliche Erfolge
- Verbundenheit mit Familie und Freund:innen
- Dankbarkeit für gelungene Begegnungen mit Patient:innen
- Besuch von Fortbildungen
- Austausch mit Kolleg:innen, Supervision
- Biografischer Background
- Materielles Umfeld / Wohnen …
- Urlaub und Hobbys Freizeitaktivitäten
- Bewegung, Sport, Rituale
- Ernährung und Körper
- Natur
- Was noch?

AB 66 • T

Baum der Verbundenheit

Auf diesem Arbeitsblatt lernen Sie einen Baum des Lebens kennen, der symbolisch die Verbundenheit in der Familie repräsentieren soll. Die Hände und Arme bilden den Stamm des Baumes und die einzelnen Hände der üppigen Baumkrone wirken wie die Blätter des Baumes und stehen für die einzelnen Familienmitglieder. Der Begriff »REEHAM« stammt aus dem Arabischen / Hebräischen und vermittelt in vielen Sprachen den Begriff Toleranz und Barmherzigkeit. Inspiriert von diesen Werten imaginierte der ehemalige Profifussballer Maher Magri diesen Baum des Lebens, den er jetzt als Logo für seine Kafferösterei in Berlin ausgewählt hat.

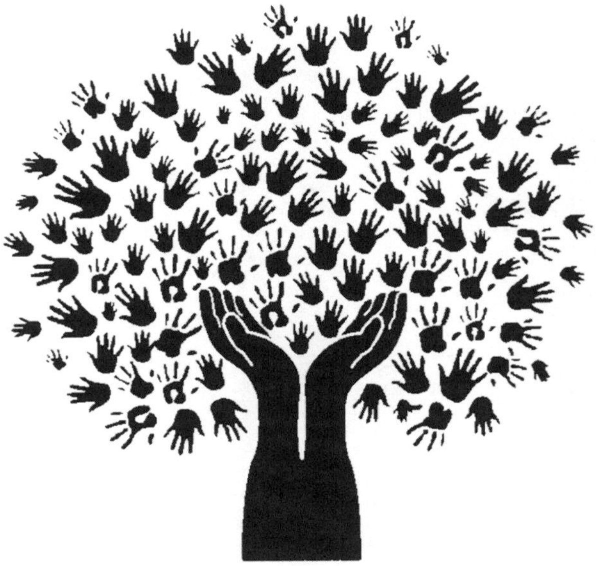

Vielen Dank für die Erlaubnis, diesen Baum hier zeigen zu können. Nähere Infos: https://reehamcoffee.com/ueber-reeham/

Lassen Sie sich von diesem Baum anregen, sich einmal bewusst zu machen, wer oder was alles zu den »Blättern« Ihres Lebens gehört. Aus der Resilienzforschung wissen wir, dass die Verbundenheit innerhalb des näheren sozialen Umfelds wichtig für das innere Gleichgewicht ist. Vielleicht kann Sie diese Vorstellung auch dazu einladen, einmal darüber nachzusinnen, wer Ihnen konkret in Ihrem Leben bereits begegnet ist und Sie unterstützt und beglückt hat.

Denken Sie dabei an besondere Augenblicke Ihres Lebens. Vielleicht denken Sie auch einmal daran, dass in Ihrem Alltag viele Momente nur möglich sind, weil andere (auch unbekannte) Menschen dazu beitragen, dass Sie jeden Tag »gut versorgt« sind. Das beginnt vielleicht bei dem Bäcker oder der Bäckerin, die morgens schon Ihre Brötchen oder Croissants gebacken hat. Viel Spass dabei …

Vielleicht können Sie die Perspektive auch einmal umkehren und darüber nachdenken, für wieviele Menschen Sie selbst eine helfende Hand, ein Blatt an deren Lebensbaum sind.

Mein Resilienz-Baum

Dieses Arbeitsblatt soll Sie dazu anregen, eigene prägende Lebenserfahrungen wachzurufen, die Ihre berufliche Resilienz betreffen. Selbstverständlich sind das komplexe Themen, die damit verbunden sein können, mit sehr unterschiedlichen Assoziationen. Auf diesem Arbeitsblatt können Sie einfach einmal spontan Erfahrungen wachrufen, die Sie im beruflichen Kontext gestärkt haben. Dazu können Sie in dem Baum einige Stichworte, Gedanken, Personen oder berufliche Stationen oder individuelle Erinnerungen eintragen. Es können auch Erinnerungen sein, die belastend waren, die Sie aber bewältigen konnten. Sie können den Baum auch farbig gestalten und auch die Umgebung des Baumes miteinbeziehen. Nutzen Sie diesen kreativen Blick auf Ihren beruflichen Resilienz-Weg auch zur Stärkung Ihres Selbstwirksamkeitsgefühls. Sie können diesen Baum in Gedanken oder real ständig erweitern, weiter »wachsen lassen«. Vielleicht regt Sie das auch dazu an, einmal ohne eine Vorlage auf einem großen Blatt Ihren Resilienz-Baum zu malen oder Sie fertigen eine Bild-Collage dazu an.

Sammeln Sie hier ein paar Gedanken, die Sie danach in Ihren Resilienz-Baum eintragen können.

Für die Äste:

- ▶ ……………………………………
- ▶ ……………………………………
- ▶ ……………………………………

Für den Baumstamm:

- ▶ ……………………………………
- ▶ ……………………………………
- ▶ ……………………………………

Für die Wurzeln und den Standort:

- ▶ ……………………………………
- ▶ ……………………………………
- ▶ ……………………………………

Mein Resilienz-Baum

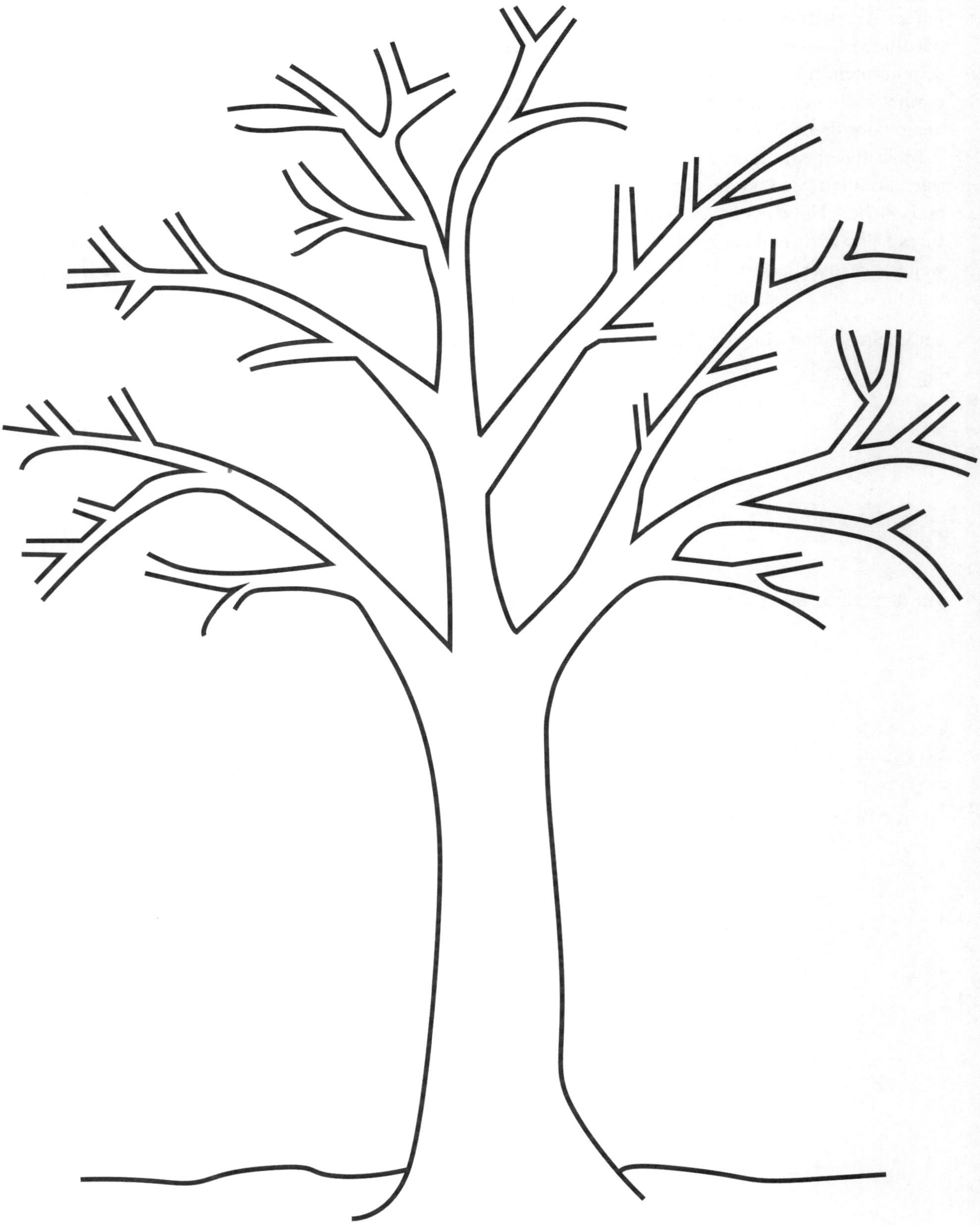

Literatur

Ainsworth, M.D., Blehar, M.C., Waters, E. & Wall, S.N. (2015). Patterns of Attachment: A Psychological Study of the strange Situation. London: Psychology Press and Routledge Edition.

American Psychological Association APA (2022). Interview Episode 184: How grieving changes the brain, with Mary-Frances O'Connor, PhD (apa.org) https://www.apa.org/news/podcasts/speaking-of-psychology/grieving-changes-brain/ [28.02.2024].

Bandura, A. (1997). *Self-efficacy: The exercise of control. New York:* Freeman/Times Books/Henry Holt & Co.

Bonanno, G.A. (2004). Loss, Trauma, and Human Resilience: Have We Underestimated the Human Capacity to Thrive After Extremely Aversive Events? The American Psychologist, 59, 20–28.

Boss, P. (2008). Verlust, Trauma und Resilienz. Die therapeutische Arbeit mit dem »uneindeutigen Verlust«. Stuttgart: Klett-Cotta.

Boss, P. (2022). Interview, Episode 86. 09.12.2022. The AAMFT Podcast, www.ivoox.com.

Bowlby, J. (1983). Verlust, Trauer und Depression. Frankfurt a. M.: Fischer.

Bowlby, J. (2021). Bindung als sichere Basis. Grundlagen und Anwendung der Bindungstheorie (5.Aufl.). München: Reinhardt.

Brekelmans, A.C.M., Ramnarain, D., de Haas, M., Ruitinga, R. & Pouwels, S. (2022). Evaluation of ICU end-of-life and bereavement care by relatives of deceased ICU patients. Respiratory Medicine, 2022, Oct;202:106972. doi: 10.1016/j.rmed.2022.106972.

Bundesgesundheitsministerium (2021). Webbasierte präventive Gruppenintervention für Hinterbliebene nach Suizid. https://www.bundesgesundheitsministerium.de/fileadmin/Dateien/5_Publikationen/Praevention/abschlussbericht/Abschlussbericht_GroupCare.pdf [09.04.2024].

Bundesverband Verwaiste Eltern und trauernde Geschwister in Deutschland e.V. (2023). Begleitung für betroffene Familien. https://www.veid.de/hilfe-fuer-betroffene. [12.03.2024].

Chochinov, H.M. (2017). Würdezentrierte Therapie. Was bleibt – Erinnerungen am Ende des Lebens. Göttingen: Vandenhoeck & Ruprecht.

Cloitre, M., Shevlin, M., Brewin, C.R., Bisson, J.L., Roberts, N.P., Maercker, A., Karatzias, T. & Hyland, P. (2018). The international trauma questionnaire: development of a self-report measure of ICD-11 PTSD and complex PTSD. Acta Psychiatrica Scandinavia, 138 (6), 536–546.

Cloitre, M., Hyland, P., Prins, A. & Shevlin, M. (2021). The international trauma questionnaire (ITQ) measures reliable and clinically significant treatment-related change in PTSD and complex PTSD. European Journal of Psychotraumatology, 12 (1), 1930961.

Csikszentmihaly, M. (2004). Flow. Das Geheimnis des Glücks. Stuttgart: Klett-Cotta.

Deutsche Friedhofsgesellschaft (2023). Abschied nehmen. Rituale für die Trauerarbeit. https://www.deutschefriedhofsgesellschaft.de/ratgeber/trauer/abschied-nehmen [12.03.2024].

Diegelmann, C. (2007). Trauma und Krise bewältigen. Psychotherapie mit TRUST. Stuttgart: Klett-Cotta.

Diegelmann, C. (2010). TRUST: Impulse für einen integrativen Behandlungsansatz – Salutogenese, Resilienz und Positive Psychologie als Fundament. In C. Diegelmann & M. Isermann (Hrsg.), Ressourcenorientierte Psychoonkologie. Psyche und Körper ermutigen (S. 134–154). Stuttgart: Kohlhammer.

Diegelmann, C. & Isermann, M. (2011). Kraft in der Krise. Ressourcen gegen die Angst. Stuttgart: Klett-Cotta.

Diegelmann, C. & Isermann, M. (2016). Auf dem Weg zu einer Ressourcen- und Resilienzdiagnostik. In C. Diegelmann & M. Isermann (Hrsg.), Ressourcenorientierte Psychoonkologie. Psyche und Körper ermutigen (3. Aufl., S. 110–119). Stuttgart: Kohlhammer.

Diegelmann, C., Isermann, M. & Zimmermann, T. (2020). Therapie-Tools Psychoonkologie. Weinheim: Beltz.

Diegelmann C, Isermann, M. & Zimmermann, T. (2023). Psychoonkologie – Resilienz innovativ stärken. Ein Praxishandbuch. Stuttgart: Kohlhammer.

Djelantik, A.A.A.M.J., Smid, G.E., Mroz, A., Kleber, R.J. & Boelen, P.A. (2020). The prevalence of prolonged grief disorder in bereaved individuals following unnatural losses: Systematic review and meta regression analysis. Journal of Affective Disorders, 265, 146–156.

Dörrie, D. (2019). Leben, Schreiben, Atmen. Eine Einladung zum Schreiben. Zürich: Diogenes.

Duffy, M. & Wild, J. (2023). Living with loss: a cognitive approach to prolonged grief disorder – incorporating complicated, enduring and traumatic grief. Behavioural and Cognitive Psychotherapy. Behavioural and Cognitive Psychotherapy, 1–14.

Eberle, D.J. & Maercker, A. (2024). Belastungsbezogene Störungen in der ICD-11. Psychotherapie. https://doi.org/10.1007/s00278-023-00707-0.

Ehlers, A. & Clark, D.M. (2000). A cognitive model of posttraumatic stress disorder. Behaviour Research and Therapy, 38, 319–345.

Ehlers, A., Clark, D.M., Hackmann, A., McManus, F. & Fennell, M. (2005). Cognitive Therapy for posttraumatic stress disorder: development and evaluation. Behaviour Research and Therapy, 43, 413–431.

Eichin, U. (2008). Jeder zweite Mord bleibt unentdeckt. Die Kriminalpolizei. Zeitschrift der Gewerkschaft der Polizei. https://www.kriminalpolizei.de/ausgaben/2008/maerz/detailansicht-maerz/artikel/jeder-zweite-mord-bleibt-unentdeckt.html [09.04.2024].

Eisma, M.C., Schut, H.A.W., Stroebe, M.S., van den Bout, J., Stroebe, W. & Boelen, P.A. (2014). Is Rumination after Bereavement Linked with Loss Avoidance? Evidence from Eye-Tracking. PLoS ONE 9(8): e104980.

Elfers, J., Hlava, P., Sharpe, F., Arreguin, S. & McGregor, D, (2023), Resilience and Loss: The Correlation of Grief and Gratitude. International Journal of Applied Positive Psychology, 1–19.

Ennis, J. & Majis, U. (2021). »Death from a broken heart«. A systematic review of the relationship between spousal bereavement and physical and physiological health outcomes. Death Studies, 45, 538–551.

Epstein, S. (1994). Integration of the cognitive and the psychodynamic unconscious. American Psychologist, 49 (8), 709–724.

Familienportal NRW (2024). Was Kindern hilft den, den Verlust zu verarbeiten. https://familienportal.nrw/10-bis-16-jahre/krisen-konflikte/trauerarbeit [21.03.2024].

Fiore, J. (2021). A Systematic Review of the Dual Process Model of Coping With Bereavement (1999-2016). Omega, 84 (2), 414–458.

Flückiger, C., Frischknecht, E., Wüsten, G. & Lutz, W. (2008). Ressourcenpriming. Veränderung der Aufmerksamkeitsfokussierung bei Novizen und erfahrenen Therapeuten zu Therapiebeginn. Zeitschrift für Psychiatrie, Psychologie und Psychotherapie, 56, 61–67.

Frankl, V.E. (1946/2007). Trotzdem Ja zum Leben sagen. Ein Psychologe erlebt das Konzentrationslager (28. Aufl.). München: dtv.

Fredrickson, B.L. (2001). The role of positive emotions in positive psychology. The broaden-and-build theory of positive emotions. American Psychology, 56 (3), 218–226.

Gan, G., Ma, R., Reichert, M. et al. (2021). Neural Correlates of Affective Benefit From Real-life Social Contact and Implications for Psychiatric Resilience. JAMA Psychiatry, 78 (7), 790–792.

Gneuß, W.C. (2020). Verstorbene Facebook-Freunde. Wir haben uns immer viel gelikt. ZEIT-ONLINE, https://www.zeit.de/kultur/2020-11/verstorbene-facebook-freunde-profil-online-welt-rituale-selbstdar stellung-tod. [16.02.2024].

Grawe, K. (2004). Neuropsychotherapie. Göttingen: Hogrefe.

Greenman, P., Renzi, A., Monaco, S., Luciani, F. & Di Trani, M. (2024). How Does Trauma Make You Sick? The Role of Attachment in Explaining Somatic Symptoms of Survivors of Childhood Trauma. Healthcare, 12, 203.

Hayali, D. (2024). Rede anlässlich der Preisverleihung Deutschlandstiftung Integration.

Harris, R. (2020). ACT leicht gemacht. Der Leitfaden für die Praxis der Akzeptanz- und Commitment-Therapie (2. Aufl.). Freiburg: Arbor.

Hayes, S.C., Strosahl, K.D. & Wilson, K.G. (2011). Acceptance and commitment therapy. New York: The Guilford Press.

Hilberdink, C.E., Ghainder, K., Dubanchet, A. et al. (2023). Bereavement issues and prolonged grief disorder: A global perspective. Global Mental Health, 10:e32.

Holmes, E.A. & Mathews, A. (2010). Mental imagery in emotion and emotional disorders. Clinical Psychology Review, 30, 349–362.

Holmes, E.A., Lang, T.J. & Shah, D.M. (2009). Developing interpretation bias modification as a »cognitive vaccine« for depressed mood – Imagining positive events makes you feel better than thinking about them verbally. Journal of Abnormal Psychology, 118 (1), 76–88.

Holt-Lunstad, J. (2021). Loneliness and Social Isolation as Risk Factors: The Power of Social Connection in Prevention. American Journal of Lifestyle Medicine, 15 (5), 567–573.

Horn, A.B. & Maercker, A. (2021). Psychologische Theorien zum Verständnis der Posttraumatischen Belastungsstörung. In G.H. Seidler, H.J. Freyberger, H. Glaesmer & S.B. Gahleitner (Hrsg.), Handbuch der Psychotraumatologie (4. Aufl., S. 45–58). Stuttgart: Klett-Cotta.

Horowitz, M.J., Siegel, B., Holen, A., Bonanno, G.A., Milbrath, C. & Stinson, C.H. (1997). Diagnostic criteria for complicated grief disorder. American Journal of Psychiatry, 154 (7), 904–910.

Isermann, M. (2016). Krebs und Stress: Hinweise aus der Psychoneuroimmunologie für therapeutisches Handeln. In C. Diegelmann & M. Isermann (Hrsg.), Ressourcenorientierte Psychoonkologie. Psyche und Körper ermutigen (3. Aufl., S. 65–84). Stuttgart: Kohlhammer.

Isermann, M. & Diegelmann, C. (2022). Angst – Emotionsarbeit in der Psychotherapie. Weinheim: Beltz.

Jordan, J. (2001). Is Suicide Bereavement Different? A Reassessment of the Literature. Suicide and Life-Threatening Behavior, 31, 91–102.

Joyce, S., Shand, F., Tighe, J., Laurent, S.J., Bryant, R.A. & Harvey, S.B. (2018). Road to resilience: a systematic review and meta-analysis of resilience training programmes and interventions. BMJ Open, 8 (6):e017858.

Kammann, P. (2022). https://www.feuilletonfrankfurt.de/2022/01/01/man-nehme-gluecksrezept-in-schwierigen-zeiten/ [22.04.2024]

Kast, V. (1982). Trauern. Phasen und Chancen des psychischen Prozesses. Stuttgart: Kreuz.

Keller, R., Hollub, M., Morgen, K. & Graul, J. (2023). Besonderheiten ambulanter Traumatherapie als Gruppenbehandlung. In R. Keller, U. Frommberger &

J. Graul (Hrsg.), Praxishandbuch Traumatherapie. Diagnostik, ambulante und stationäre Behandlung, Rahmenbedingungen und Anwendungsbeispiele (S. 189–217). München: Elsevier.

Kentish-Barnes, N., Chaize, M., Seegers, V. et al. (2015). Complicated grief after death of a relative in the intensive care unit. European Respiratory Journal, 45 (5), 1341–1352.

Kerr, A., Warnock-Parkes, E., Murray, H., Wild, J., Grey, N., Green, C., Clark, D.M. & Ehlers ,A. (2023). Cognitive therapy for PTSD following birth trauma and baby loss: clinical considerations. The Cognitive Behaviour Therapist. https://doi.org/10.1017/S1754470X23000156

Kersting, A. (2023). Interviewbeitrag: Ich, trauernd, Psycho, ARTE. https://www.youtube.com/watch?v=ErnWAhmpyzA [12.03.2024]

Killgore, W.D.S., Taylor, E.C., Cloonan, S.A. & Dailey, N.S. (2020). Psychological resilience during the COVID-19 lockdown. Psychiatry Research, 291, 113216.

Killikelly, C., Merzhvynska, M., Zhou, N., Stelzer, E.-M., Hyland, P., Rocha, J., Ben-Ezra, M., & Maercker, A. (2021). Examination of the new ICD-11 Prolonged Grief Disorder guidelines across five international samples. Clinical Psychology in Europe, 3 (1), e4159.

Komischke-Konnerup, K., Zachariae, R., Johannsen, M., Nielsen, L. & O‹Connor, M. (2021). Co-occurrence of prolonged grief symptoms and symptoms of depression, anxiety, and posttraumatic stress in bereaved adults: A systematic review and meta-analysis. Journal of Affective Disorders Reports, 4, 100140.

Köster, R. & Schmucker, M. (2016). IRRT zur Behandlung anhaltender Trauer. Imagery Rescripting & Reprocessing Therapy in der Praxis. Stuttgart: Klett-Cotta.

Kruse, A. (2017). Lebensphase hohes Alter. Verletzlichkeit und Reife. Heidelberg: Springer.

Kübler-Ross, E. (2018). Interviews mit Sterbenden. Freiburg: Herder.

Kunzler, A.M., Gilan, D.A., Kalisch, R. et al. (2018). Aktuelle Konzepte der Resilienzforschung. Nervenarzt, 89, 747–753.

Landin-Romero, R., Moreno-Alcazar, A., Paganini, M. & Amann, B.L. (2018). How Does Eye Movement Desensitization and Reprocessing Therapy Work? A Systematic Review on Suggested Mechanisms of Action. Frontiers in Psychology, 9, 1395.

Leitlinienprogramm Onkologie (2020). Vier Dimensionen des Menschen, https://www.leitlinienprogramm-onkologie.de/fileadmin/user_upload/Downloads/Leitlinien/Palliativmedizin/Version_2/LL_Palliativ medizin_Langversion_2.2.pdf. S. 35–36 [08.05.2024].

Lenferink, L.I.M., Nickerson, A., de Keijser, J., Smid, G.E. & Boelen, P.A. (2020). Trajectories of grief, depression, and posttraumtic stress in disaster-bereaved people. Depression and Anxiety, 37, 35–44.

Lenferink, L.I.M., Eisma, M.C., Smid, G.E., de Keijser, J. & Boelen, P.A. (2022). Valid measurement of DSM-5 persistent complex bereavement disorder and DSM-5-TR and ICD-11 prolonged grief disorder: The Traumatic Grief Inventory-Self Report Plus (TGI-SR+). Comprehensive Psychiatry, 112, 152281.

Lindemann, E. (1944). The symptomatology and management of acute grief. American Journal of Psychiatry, 101, 141–148.

Logan, E.L., Thornton, J.A., Kane, R.T. & Breen, L.J. (2018). Social Support following bereavement: The role of beliefs, expectations, and support intentions. Death Studies, 42 (8) 471–482.

Lumbeck, G., Brandstätter, M. & Geissner, E. (2012). Erstvalidierung der deutschen Version des Inventory of Complicated Grief (ICG-D). Zeitschrift für Klinische Psychologie und Psychotherapie, 41 (4), 243–248.

Lundorff, M., Holmgren, H., Zachariae, R., Farver-Vestergaard, I. & O'Connor, M. (2017). Prevalence of prolonged grief disorder in adult bereavement: a systematic review and meta-analysis. Journal of Affective Disorders, 212, 138–149.

Maercker, A. & Eberle, D.J. (2022). Was bringt die ICD-11 im Bereich der trauma- und belastungsbezogenen Diagnosen? Verhaltenstherapie, 32, 62–71.

Maercker, A., Pielmaier, L. & Gahleitner, S. B. (2019). Risikofaktoren, Resilienz und posttraumatische Reifung. In G.H. Seidler, H.J. Freyberger, H. Glaesmer & S.B. Gahleitner (Hrsg.), Handbuch der Psychotraumatologie (S. 87–100). Stuttgart: Klett-Cotta.

Manuel, J. (2021) Grief during holidays: Use the 3 Cs to help you heal: https://ketteringhealth.org/grief-and-the-holidays-use-the-3-cs-to-help-you-heal/ [18.02.2024].

Marković, S., Kostić, O., Terzić-Supic, Z. et al. (2024). Exposure to Stress and Burnout Syndrome in Healthcare Workers, Expert Workers, Professional Associates, and Associates in Social Service Institutions. Medicina, 60 (3), 499.

Mills, P.J., Redwine, L., Wilson, K., Pung, M.A., Chinh, K., Greenberg, B.H., Lunde, O., Maisel, A., Raisinghani, A., Wood, A. & Chopra, D. (2015). The Role of Gratitude in Spiritual Well-being in Asymptomatic Heart Failure Patients. Spirituality in Clinical Practice, 2 (1), 5–17.

Mogi, K. (2023). IKIGAI. Die Japanische Lebenskunst (10. Aufl.). Köln: DuMont.

Müller, H., Kiepke-Ziermes, S. & Münch, U. (2022). Wie Menschen Verluste verarbeiten – Das Duale Prozessmodell systemisch gedacht. Systeme, 2, 148–165.

Müller-Busch, H.C. (2012). Abschied braucht Zeit. Palliativmedizin und Ethik des Sterbens. Berlin: Suhrkamp.

Münker-Kramer, E. & Rost, C. (2016). Bewährte Techniken im EMDR – CIPOS. In C. Rost (Hrsg.), EMDR zwischen Struktur und Kreativität. Bewährte

Abläufe und neue Entwicklungen (S. 133–135). Paderborn: Junfermann.
Museum für Sepulkralkultur (2023). transmortale: neue Forschungen zum Thema Tod. https://www.sepulkral museum.de/forschung/forschung-zur-sepulkralkultur/transmortale--neue-forschungen-zum-thema-tod: archiv [10.03.2024].
O'Connor, M.-F. (2023). The grieving brain. The surprising science of how we learn from love and loss. New York: HarperCollins.
O'Connor, M.-F. (2024). Trauer-Interview: »Das Gehirn befindet sich in einem Lernprozess«. Gehirn & Geist, 4, 46–50.
Parnell, L. (2007). A Therapist's Guide to EMDR. Tools and Techniques for Successful Treatment. New York: Norton.
Parnell, L. (2008). Tapping In: A Step-by Step Guide to Activating Your Healing Resources Through Bilateral Stimulation. Boulder: Sounds True.
Peters, A. (2024). Resilienz-Interview: Krisen machen resistent. Gehirn & Geist, Dossier, 1, 32–36.
Petzold, M.B., Bendau, A., Plag, J., Pyrkosch, L., Mascarell Maricic, L., Betzler, F., Rogoll, J., Große, J. & Ströhle, A. (2020). Risk, resilience, psychological distress, and anxiety at the beginning of the COVID-19 pandemic in Germany. Brain nad Behavior, 10 (9), e01745.
Pitman, A., Osborn, D., King, M. & Erlangsen, A. (2014). Effects of suicide bereavement on mental health and suicide risk. Lancet Psychiatry, 1 (1), 86–94.
Prigerson, H.G., Maciejewski, P.K., Reynolds, C.F. 3rd, Bierhals, A.J., Newsom, J.T., Fasiczka, A., Frank, E., Doman, J. & Miller, M. (1995). Inventory of Complicated Grief: a scale to measure maladaptive symptoms of loss. Psychiatry Research, 59 (1–2), 65–79.
Prigerson, H.G., Boelen, P.A., Xu, J., Smith, K.V. & Maciejewski, P.K. (2021). Validation of the new DSM-5-TR criteria for prolonged grief disorder and the PG-13-Revised (PG-13-R) scale. World Psychiatry, 20 (1), 96–106.
Reddemann, L. (2001). Imagination als heilsame Kraft. Zur Behandlung von Traumafolgen mit ressourcenorientierten Verfahren. Stuttgart: Klett-Cotta.
Redwine, L.S., Henry, B.L., Pung, M.A., Wilson, K., Chinh, K., Knight, B., Jain, S., Rutledge, T., Greenberg, B., Maisel, A. & Mills, P.J. (2016). Pilot Randomized Study of a Gratitude Journaling Intervention on Heart Rate Variability and Inflammatory Biomarkers in Patients With Stage B Heart Failure. Psychosomatic Medicine, 78 (6), 667–676.
Rosner, R., Pfoh, G., Rojas, R., Brandstätter, M. & Rossi, R. (2015). Anhaltende Trauerstörung. Reihe: Manuale für die Einzel- und Gruppentherapie. Göttingen: Hogrefe.
Rutter, M. (2012): Resilience as a dynamic concept. Development and Psychopathology, 24 (2), 335–344.
Sallnow, L., Smith, R., Ahmedzai, S.H., Bhadelia, A., Chamberlain, C., Cong, Y., Doble, B., Dullie, L., Durie, R., Finkelstein, E.A., Guglani, S., Hodson, M., Husebø, B.S., Kellehear, A., Kitzinger, C., Knaul, F.M., Murray, S.A., Neuberger, J., O‹Mahony, S., Rajagopal, M.R., Russell, S., Sase, E., Sleeman, K.E., Solomon, S., Taylor, R., Tutu van Furth, M., Wyatt, K. & Lancet Commission on the Value of Death (2022). Report of the Lancet Commission on the Value of Death: bringing death back into life. Lancet, 399 (10327), 837–884.
Schmucker, M. & Köster, R. (2017). Praxishandbuch IRRT. Imagery Rescripting & Reprocessing Therapy bei Traumafolgestörungen, Angst, Depression und Trauer. Stuttgart: Klett-Cotta.
Seiler, A., Amann, M., Hertler, C. et al. (2024). Effects of dignity therapy on psychological distress and well-being of palliative care patients and family caregivers – a randomized controlled study. BMC Palliative Care, 23, 73.
Seligman, M. (2003). Der Glücksfaktor. Warum Optimisten länger leben. Bergisch Gladbach: Ehrenwirth.
Shapiro, F. (2001). Eye Movement Desensitization and Reprocessing: Basic Principles, Protocols and Procedures (2nd ed.). New York, NY: Guilford Press.
Shapiro, F. (2022). EMDR – Grundlagen und Praxis: Handbuch zur Behandlung traumatisierter Menschen (3. Aufl.). Paderborn: Junfermann.
Shevlin, M., Hyland, P., Ben-Ezra, M., Karatzias, T., Cloitre, M., Vallières, F., Bachem, R. & Maercker, A. (2019). Measuring ICD-11 adjustment disorder: The development and initial validation of the International Adjustment Disorder Questionnaire. Acta Psychiatrica Scandinavica, https://doi.org/10.1111/acps.13126.
Siegel, D.J. (1999). The Developing Mind. New York: Guilford.
Siegel, D.J. (2011). The Neurobiology of »We«: How Relationships, the Mind, and the Brain Interact to Shape Who We Are. Hörbuch. Louisville, CO: Sounds True.
Singer, T., Seymour, B., O‹Doherty, J., Kaube, H., Dolan, R.J. & Frith, C.D. (2004). Empathy for pain involves the affective but not sensory components of pain. Science, 303 (5661), 1157–1162.
Sisto, A., Vicinanza, F., Campanozzi, L.L., Ricci, G., Tartaglini, D. & Tambone, V. (2019). Towards a Transversal Definition of Psychological Resilience: A Literature Review. Medicina (Kaunas), 55 (11). doi:10.3390/medicina55110745.
Statista (2023a). Facebook-Nutzerzahlen weltweit. https://de.statista.com/statistik/daten/studie/37545/umfrage/anzahl-der-aktiven-nutzer-von-facebook/ [16.02.2024].
Statista (2023b). Anzahl der Todesfälle in Deutschland nach Geschlecht im Zeitraum von 1950 bis 2022. https://de.statista.com/statistik/daten/studie/182907/umfrage/anzahl-der-todesfaelle-in-deutschland-nach-geschlecht-seit-1950/ [06.05.2024].

Statista (2024). Anzahl der polizeilich erfassten vollendeten Morde in Deutschland von 2013 bis 2023. https://de.statista.com/statistik/daten/studie/1100598/umfrage/polizeilich-erfasste-faelle-von-mord-in-deutschland/#statisticContainer [06.05.2024].

Statistisches Bundesamt (2023). Sonderauswertung-Sterbefälle 2016–2023 (Stand: 18.12.2023). www.destatis.de. [26.12.2023].

Statistisches Bundesamt (2023). Todesursachen 2022 – Anteil der an COVID-19-Verstorbenen rückläufig. https://www.destatis.de/DE/Presse/Pressemitteilungen/2023/11/PD23_441_23211.html [06.05.2024].

Sternenkinder Verein (2024). Was ist ein Sternenkind? https://www.sternenkinder-friedhof.de/sternenkinder. [12.03.2024].

Stroebe, M. & Schut, H. (1999). The Dual Process Model of Coping with Bereavement. Rationale and Description. Death Stuies, 23 (3), 197–224.

Stroebe, M. & Schut, H. (2010). The Dual Process Model of Coping with Bereavement. A Decade On, OMEGA – Journal of Death and Dying, 61 (4), 273–289.

Stroebe, M. & Schut, H. (2015). Family Matters in Bereavement: Toward an Integrative Intra-Interpersonal Coping Model. Perspectives on Psychological Science, 10 (6), 873–879.

Trachsel, M. & Maercker, A. (2016). Lebensende, Sterben und Tod. Göttingen: Hogrefe.

Traylor, A.M., Tannenbaum, S.I., Thomas, E.J. & Salas, E. (2021). Helping healthcare teams save lives during COVID-19: Insights and countermeasures from team science. American Psychology, 76 (1), 1–13.

Treml, J. & Kersting, A. (2023). Anhaltende Trauerstörung. Psychotherapie, 68, 319–330.

Treml, J., Brähler, E. & Kersting, A. (2022). Prevalence, factor structure and correlates of DSM-5 TR criteria for prolonged grief disorder. Frontiers in Psychiatry, 13, 880380.

Tugade, M.M. & Fredrickson, B.L. (2004). Resilient Individuals Use Positive Emotions to Bounce Back From Negative Emotional Experiences. Journal of Personality and Social Psychology, 86 (2), 320–333.

Wagner, B. (2013). Komplizierte Trauer. Grundlagen, Diagnostik und Therapie. Heidelberg: Springer.

Wagner, B. (2019). Psychotherapie mit Trauernden. Grundlagen und therapeutische Praxis. Weinheim: Beltz.

Wagner, B., Hofmann, L. & Maaß, U. (2020). Online-group intervention after suicide bereavementthrough the use of webinars: study protocol for a randomized controlled trial. Trials, 21, 45.

Watkins, E.R. & Roberts, H. (2020). Reflecting on rumination: consequences, causes, mechanisms and treatment of rumination. Behaviour Research and Therapy, 127, 103573.

Wikipedia (2023). Thanatologie. https://de.wikipedia.org/wiki/Thanatologie [06.12.2023].

Wikipedia (2024a). Defintion Insel. https://de.wikipedia.org/wiki/Insel. [06.12.2023].

Wikipedia (2024b). Definition Kreativität. https://de.wikipedia.org/wiki/Kreativit%C3%A4t. [28.03.2024].

Wild, J., Duffy, M. & Ehlers, A. (2023). Moving forward with the loss of a loved one: treating PTSD following traumatic bereavement with cognitive therapy. The Cognitive Behaviour Therapist, 16, e12.

Willi, N., Pancoast, A., Drikaki, I., Gu, X., Gillanders, D. & Finucane, A. (2024). Practitioner perspectives on the use of acceptance and commitment therapy for bereavement support: a qualitative study. BMC Palliative Care, 23 (1), 59.

Wilson, D.M., Punjani, S., Song, Q. & Low, G. (2021). A Study to Understand the Impact of Bereavement Grief on the workplace. Omega – Journal of Death and Dying, 83 (2), 187–197.

Wittkowski, J. (2020). Psychologie. In H. Wittwer, D. Schäfer & A. Frewer (Hrsg.). Handbuch Sterben und Tod. Geschichte – Theorie – Ethik (2.Aufl., S. 63–74), Berlin: Springer Nature.

World Health Organization (2023). International statistical classification of diseases and related health problems (11th ed.). https://icd.who.int/en. [06.02.2024].

Yalom, I.D. (2008). In die Sonne schauen: Wie man die Angst vor dem Tod überwindet. München: btb.

Yalom, I.D. & Yalom, M. (2021). Unzertrennlich. Über den Tod und das Leben. München: btb.

Yıldırım, M. & Solmaz, F. (2020). COVID-19 burnout, COVID-19 stress and resilience: Initial psychometric properties of COVID-19 Burnout Scale. Death Studies, 46 (3), 524–532.

Bildnachweis

S. 163: © GettyImages, jacquesvandinteren
S. 172: © Reeham Coffee, Berlin